治病救人离不开光和影（自序）

这是一个五彩缤纷的世界，纷繁的色彩来源于光。光也是地球生命之源，是人类认识世界的最重要工具。没有了光，世界将是多么恐怖！

与光一样，影也伴随着我们。炎炎夏日，我们喜欢在林荫下享受凉爽；静静夜晚，我们在地球的阴影之中休养生息。

对于医务人员来说，诊治疾病离不开光。无论是中医的“望闻问切”，还是西医的“视触叩听”，均把人眼对光线的反应放在第一位，医生们敏锐的目光成为诊察病魔的有力武器。

但是，有许多病魔我们目力难及，它们隐藏得无影无踪，无情地吞噬着患者的健康。

对付特殊的敌人需要用特殊的武器。如何让病魔原形毕露？如何将它们捉拿归案？我们多么希望自己有“孙大圣”的火眼金睛啊！

“面包会有的，一切都会有的！”我们想要的“火眼金睛”已经有了！随着医学影像学（简称为影像学）的出现，我们已经能够利用特殊的光，显现出深藏着的病魔之影。

影像学是有关光和影的科学，它大大地延伸了我们的视觉，甚至其他的感觉官能。如今，就算病魔隐藏得再深，也难逃被发现的命运。

如果您能循着我的思路，打开书页细细品味，您也一定会得出这样的结论：巧用光和影，病魔难遁形！

引言：影像花开香万里，天姿国色最神奇

认识您的影像吗

一提起影像，您可能马上会联想到阳光下的阴影、碧水中的倒影、明镜里的倩影，您也可能立刻联想到满月照、周岁照、毕业照、结婚照……在带有摄影功能的手机已经普及、人们随时随地可以“自拍”的今天，谁还会不认识自己的影像呢？

事实果真如此吗？

当您因为某些不适而不得不走进医院，医生检查过后拿出一些胶质或纸质的图片，说这是您的影像。当您看到那与平时看到的影像大相径庭的图片，会不会感到非常惊讶？

其实，那才是本书要说到的医学影像。它通常不是指由可见光所形成的“影”和“像”，也不是指由摄像、照相设备拍摄的人体表面的图像，而是指用医学影像设备获取的人体内部组织器官的特殊影像。

影像学是医学的一个越来越重要的分支，是利用影像来研究人体解剖结构和生理功能，判断正常和变异，分析疾病的发生、发展规律，达到诊断甚至治疗疾病目的的一门学科。

现代影像学发展迅速，已形成以X线诊断学为基础，以CT、MRI、ECT、PET、DSA、B超（这些缩写书中都有详解）等为重要成员的庞大家族，它在现代医学中日益举足轻重，并走近我们每一个人。

您也许是专科医生，却苦于难以回答患者关于影像学的问

题，在选择影像检查项目时无所适从；您也许是医学学生，对影像学有强烈的兴趣，却难以理解老师在课堂教学中灌输的大量知识；您也许从事着与医学无关的职业，却渴望知识、关心自身及家人的健康，很想知道医学影像能够为您做些什么。但是，您发现影像学专著虽已如汗牛充栋，却充斥着深奥的内容和陌生的术语；而相应的科普文章却凤毛麟角，根本找不到满意的答案。

我理解您的困惑。因此，我竭尽全力，写下了这本小书，试图用通俗的语言解答您的疑虑。请展开这一张张书页，看下去吧！我想，您一定会有所收获。

充满活力的新科学

从发展历史来看，与传统的内科学、外科学相比，影像学只能称得上是乳臭未干的小弟弟，是社会大众尚未完全认识的新学科；然而，从作用、地位和重要性来看，目前影像学已经可以与内、外科学并驾齐驱，堪当大任。

影像学的历史始于1895年——伟大的科学家伦琴（Wilhelm Conrad Roentgen）发现了X线（或称X射线、X光）以后。不过，那时并没有医学影像学的概念。

X光一经发现，就被应用于人体检查，进行疾病诊断，从而形成了名为“放射诊断学”的新学科。放射诊断学

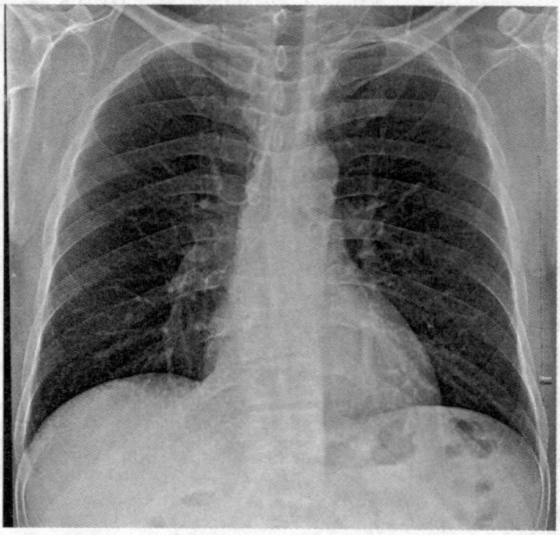

图1　胸部正位X线图片

（或称X线诊断学）的建立，拉开了影像学发展的序幕，奠定了影像学的基础。至今放射诊断学仍是影像学中的主要内容，应用非常普遍。

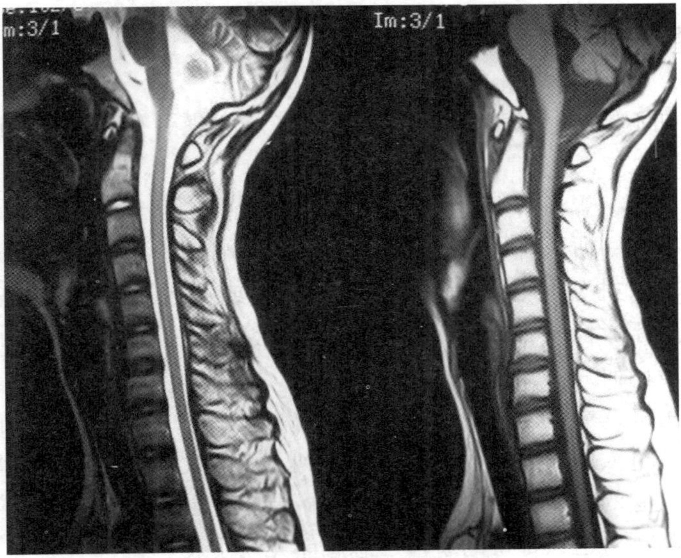

图2　颈部MRI图像

20世纪50年代到60年代，随着超声与核素扫描应用于人体检查，出现了超声成像和伽马闪烁成像。70年代和80年代又相继出现了CT、MRI、SPECT和PET等新的成像技术。这些影像检查手段与放射诊断学一起构成了“影像诊断学”。

20世纪70年代以来，“介入放射学”出现并迅速发展，即在X线影像监视下不但能对疾病进行诊断，还能对某些疾病进行治疗。此后，又相继出现了超声介入、CT介入甚至MR介入等新型诊治手段。冲破了单纯诊断的限制后，影像诊断学就发展到了“医学影像学”这一新高度。

由以上的介绍可以看出，影像学实际上是一个现代的综合性概念，也是一个动态发展的概念。影像学活力四射，其内容仍在不断丰富，适用范围不断扩展，对人们健康生活的作用和影响日益重要，每个人都伸手可及。

一定要知道影像学吗

知不知道影像学，太阳当然照旧东起西落，您仍然可以正常生活。

然而，影像学发展至今，不论有意无意，已经融入普通大众的生活。一所医院，没有影像学设备已不可想象。如今，就算在偏远的乡村卫生所，您也能见到 X 光机或 B 超机。越来越多的人投身于影像学领域，或直接服务于大众，或担负教学任务，或从事专门研究。

另外，影像学已经让我们跳出了“知人知面不知心”的局限，透过人体表面，我们既能够看到人心的大小、轮廓，也可以看到人心的构造和心肌活力，甚至可能分析出人的思维能力和功能状态。对这么神奇的事情，您怎能无动于衷？

而且，您也知道，关注健康，关注生命质量，关注自身的奥秘已逐渐成为时尚，成为现代文明的重要一环。一个小宝宝在母体内孕育，该不该用影像学手段来判断其胎位和发育状况？入托、入学的透视是否对身体有害？有了不适，该选用何种影像检查方法来评价身体的状态？患了疾病，影像学能否为您祛病解忧？影像学已与您正面相遇，您就真的不想知道吗？

我想，既然打开了书本，您就决定了要进入影像学殿堂学习，您就一定是怀着新奇而又热盼的心情，想仔细地看个明白。那么，让我发一份真诚的邀请，请您一道参加影像学之旅吧！

目　录

传统 X 线篇

百年岁月何匆匆，“未知射线”屡建功

1　哪来的奇异之光

一百多年前的某一天，德国物理学家伦琴独自一人做着阴极射线实验。他把一只放电管用黑纸严严实实地包裹起来，再把房间弄黑，接通感应线圈。突然，眼前似乎闪过一丝微绿色的荧光。

莫非是黑纸漏光？莫非是自己的错觉？伦琴再次检查了一下包裹放电管的黑纸，又重新做了一次放电实验，但荧光还是出现了。

伦琴大为震惊，一把抓过桌上的火柴，“嚓”地一声划亮了。他发现，原来离放电管1米远处放着一个涂有亚铂氰化钡的小荧光屏，荧光就是从那里发出的。

作为一个有造诣的科学家，伦琴当然知道，由放电管阴极发出的阴极射线仅仅能穿过几厘米厚的空气，怎么能使1米远处的荧光屏闪光呢？那是什么射线造成的呢？

伦琴托起荧光屏，不停地挪动位置，进行探究。尽管他前前后后地移动荧光屏，但在每一次实验中，那微绿色荧光仍然存在。

伦琴想：看来这种射线的穿透能力很强，能穿透很厚的空气，但它还能不能穿透其他物质呢？他又试着用纸、整本书、衣服、薄铝片等挡住放电管，荧光屏上照样出现亮光，但当他用一张薄铅片挡住射线时，亮光消失了。

通过实验，伦琴可以肯定，使荧光屏发光的，确实是与阴极射线不同的未知射线，它具有相当高的能量，肉眼看不见，能穿透不同物质，能使荧光物质发光。但除此之外，伦琴对它的性质一无所知。

怎么样为这未知射线取名呢？伦琴想，数学上通常将未知数设为X，既然对它不了解，就称它为X线吧！从此，这奇异之光就有了“X线”这个奇异的名字。

这丝偶然发现的荧光与伦琴追根究底的科学探索精神相结合，造就了一个伟大的日子——1895年11月8日。正是这个发现，开创了放射诊断学这一新学科，也奠定了医学影像学的基础。

正因为发现了X线，伦琴于1901年荣获全世界首次颁发的诺贝尔物理学奖。如此崇高的荣誉，伦琴当之无愧！

2 X线有什么能耐

伦琴发现的这种能穿透人体血肉的X线，引起了许多科学家的浓厚兴趣。随着研究的深入，X线的特性逐渐被弄清楚，它已经不再神秘了。为了纪念其发现者，学术界早已将它正式命名为伦琴射线；不过，现实中，特别是在我们中国，人们还是习惯称它为X线。

X线被发现之后，很快就被应用于医学诊断领域，归根到底就是由于它具有与众不同的特性和无法取代的能耐。

第一，它具有穿透性。X线能穿透一般可见光不能穿透的各种物质，如纸张、木板、人体等，这是X线的本质特征，是X线成像的基础。

第二，它具有荧光效应。X线本身不可见，但能激发荧光物质产生肉眼可见的荧光，这是X线能用于透视检查的基础。

第三，它具有摄影效应。X线与一般可见光一样，可以使胶片或胶卷感光，这是X线照片检查的基础。

第四，它具有电离效应。X线通过任何物质都可以在沿途产生电离现象，电离程度与X线量成正比。X线的电离效应在人体内将产生生物效应，引起组织细胞损伤。因此，做X线检查时，应做好放射防护；另一方面，利用这个效应制成“X刀”，集中X线的能量能对某些肿瘤性病变进行摧毁。

3 X线是如何产生的

既然X线这么有能耐，那我们该怎样获得所需要的X线呢？

一般说来，高速运行的电子被物质阻挡即可产生X线。比如，老式的电视机或电脑显示器，由于使用电子管，其发射的电子束撞击荧光屏就可以产生一定量的X线。所以，报刊上曾有文章推荐应用防辐射屏或改配液晶屏。然而，电视、电脑所产生的微量X线并不具备医学上的价值。

医学上所用的X线由X光机产生。X光机有必不可少的三大部件，即X线管、变压器和操作台（或称控制台）。

X线管是一个高度真空的二极管，是X线产生的场所。它的一端是阴极，为发射电子的灯丝，由钨制成；另一端是阳极，为接受电子流撞击的靶面，做成倾斜状，一般也是由钨制成，少数由钼、铑等制成。

X光机的变压器有降压变压器和升压变压器（或称高压发生器）两种，是产生电子并使电子高速运行的能量来源。

操作台设置有电源开关、电压表、电流表、计时器以及其他的调节旋钮或按键，通过手动操作或设定程序，以满足不同的需要。

X线产生的程序如下：根据不同需要选定操作程序后，接通曝光按键，降压变压器即向X线管的阴极灯丝提供6～12伏的电流，使其产生大量的自由电子；然后，高压发生器向X线管的两极提供几万到几十万伏的高压电，阴极附近的自由电子受到强有力的吸引，形成电子束流，高速向阳极行进，撞击在阳极靶面上并发生能量的转换，X线就这样产生了。

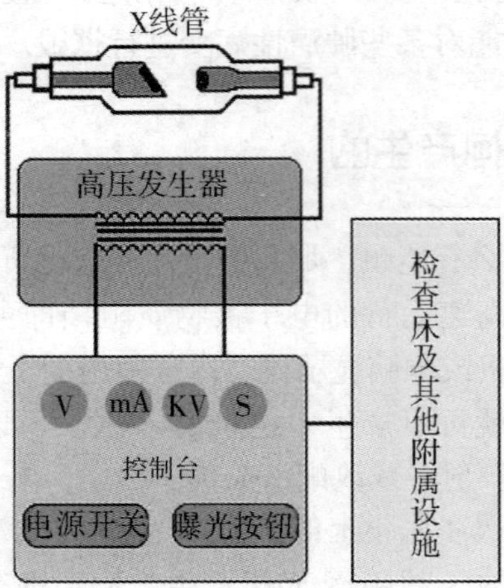

图1 X 线机的构成示意图

4 为什么会形成影像

首先提醒读者：同一物体在透视荧光屏上的影像与在 X 线胶片上的影像是黑白反转的，即 X 线激发荧光屏能发出明亮的白色光，而使 X 线胶片感光后则表现为黑色。

我们已经知道，穿透性是 X 线成像的基础。但假如所有的 X 线都穿透了人体，荧光屏上一片光亮，或 X 线片上一片漆黑，完全没有明暗不同的层次对比，这是成不了影像的。

幸运的是，不论 X 线的穿透性如何强，它都会在穿透的过程中受到一定程度的吸收而衰减。也就是说，总会有或多或少的 X 线被阻挡而不能穿透过去。

人体内不同的组织器官阻挡 X 线的本领各不相同，这种本领是由构成它们的物质密度决定的。比如说，骨头密度高，能够吸收最多的 X 线，与其他组织对比鲜明，透视显示为黑色，而 X

线照片则显示为白色；皮肤、肌肉、内脏器官和体内的水等的密度属中等，皮下等处的脂肪组织密度较低，而肺及胃肠道等处的气体密度最低，相互之间都会形成明显的对比。

除了密度不同造成影像对比之外，厚度不同也是影像形成的重要因素。组织越厚，肯定会有越多的X线被阻挡，这是显而易见的。

由于人体各部位组织器官的密度和厚度千差万别，发生病变时又会出现新的变化，所以，无论是在荧光屏还是在X线照片上都可以形成浓淡不同的阴影。

5　透视就是胸透吗

作为本书的读者，没有经历过透视的恐怕很少。所以，对于透视这个名词，大家应该不会陌生。

一提起透视，您是不是马上想到曾经经历过的事：医生让您脱掉温暖、厚重的衣服，除去您一刻也不愿离身、“有神灵护卫”的金饰和宝玉，双手叉腰，然后推着荧光屏在您的胸部看来看去？

所以有人问我：为什么只看到医生作胸透？是不是说透视就只能作胸透呢？

胸透是胸部透视的简称。胸透确实常用，因为胸部在自然状态下有着最好的自然对比。

您看，占有最大体积范围的胸部器官是肺，肺里空气最透亮，两侧肺之间的心脏和大血管属于软组织，而肋骨及胸椎骨等骨骼组织则密度很高，它们又有着不同的厚度，这些结构相互之间存在着鲜明的自然对比而显影清晰。所以，不管是肺还是心脏，一有病变，就容易通过透视而及时发现。

而其他部位比如腹部、头部就远不如胸部对比良好，透视难以显示，一般情况下很少会采用透视来检查。

那是不是透视就只能应用于胸部呢？当然不是。只要其他部位出现了足够显示出影像对比的密度差异，透视就能有所作为。

例如，因为胃肠道穿孔，胃肠道内的气体跑到不应该出现气体的地方去了，或者因为肠梗阻，胃肠道的内容物不能通过，大量的气体和液体在某一段肠道内积聚而引起扩张。在这些情况下，腹部的自然对比将发生改变，以致在荧光屏上能够得到清晰的显示。如果怀疑有这些病变，那么进行透视检查可能起到关键的作用。还有，进行骨折的整复或者要取除体内的金属异物时，透视由于具有实时动态显示的优点，它的应用就更不是局限于胸部了。

在进行介入放射学操作时，由于所用的介入器械能够清晰显影，透视便以其方便直观的实时显示而成为医生的第三只眼睛，医生能借助于透视实施远距离的介入诊疗操作。在这种情况下，透视的作用更是难以取代，身体的任何部位都不能影响它的应用。有关介入放射学的问题，后文有专门的介绍。

6 弃暗投明话透视

有朋友问：高考体检时，他们曾到一个黑暗的屋子里作透视，进去之前，医生还戴着一副墨镜说是要作暗适应，弄得神神秘秘的；但我们的透视室却明亮得很，医生检查时好像是在看电视。为什么呢？

这个问题具有代表性，因为许多人都有透视的亲身经历。

透视俗称照 X 光，它的原理是：X 光射入人体后，部分被吸收，部分穿透人体而照射到另一侧的荧光屏上，激发荧光而显示出或明或暗的阴影，反映人体内部的解剖结构和病灶特征。

为什么以前要在黑屋子里作透视，而现在却不用了呢？这是因为透视已经经历了一个“弃暗投明”的发展历程。

第一个阶段：“黑暗时期”。

据说，人类历史上的第一次透视是由伦琴进行的。话说伦琴发现了X线后，兴奋异常，还带着他太太来一起试验。他将放电管和荧光屏准备好，熄灯后，拉着太太的手伸向两者之间。

您猜，结果怎么样？

“啊，妖魔！”伦琴太太惊叫了起来。原来，她在荧光屏上看见了只剩骨头的“魔爪”。接着，伦琴将自己的手也伸了进去，于是，更粗壮的“骷髅手”在荧光屏上来回晃动！

由于X光激发出的荧光非常微弱，有如夏夜的萤火虫，只有在漆黑的背景下才可以看得很清晰；而在日光或灯光下，这种荧光我们却看不到。因此，透视的第一个阶段就注定了是一个“黑暗时期”，只能在漆黑的暗室内进行。医生还必须预先作好“暗适应”——戴红色或黑色的眼镜15分钟左右，以方便看清微弱的荧光。

一方面，由于医生和受检查者都在暗室里，相互配合差，医生难以观察到受检查者的情况变化，容易出现意外；更有一些受检查者不能适应暗室环境而产生惶恐的心理反应。另一方面，医生长期直接暴露在X线下，对身体的损伤不可低估；在为异性患者检查时还可能造成一些误会，非常不方便。

第二个阶段：“半黑暗时期”。

由于发明了隔室装置，透视检查进入了第二个发展阶段。一道与荧光屏连为一体的铅封隔离板，将受检查者从暗室解放了出来。在明亮的空间里接受检查，清楚地知道自己所处的位置，受检查者的心情自然不一样，幽闭恐惧症也不再出现。同时，医生与受检查者分开在两个不同的空间，也使自己受到X射线损伤的可能性大大降低。

但是，医生仍然被关在暗室内，仍然需要暗适应才能看清荧光屏上微弱的影像；与受检查者的隔离也限制了相互配合；对于站立不便的患者，隔室透视也难以实现。

第三个阶段：“光明时期”。

“影像增强器”的诞生使全明室的透视成为现实，它能将微弱的荧光信号放大成千上万倍，继而通过电视摄像装置进行采集，再用电视显示装置显示出来。这样，医生和受检查者全部都从黑暗中解放出来，甚至受检查者本人也可以在电视屏幕上看到自己体内的情况，透视不再那么神秘了。患者随到随检，不再需要等待医生的暗适应，医患的配合达到了很高的水平。

7 电视透视多惬意

看过上面的介绍，您也许会问：是不是我们今后作透视就像看电视一样有趣了？

确实是，今后作透视，不单可以像看电视一样，还可以像看录像甚至像看电影一样呢！

X 线电视透视的临床应用，实在是影像科医生之福，当然更是患者之福。因为，它不仅大大地提高了影像的清晰度，而且大大地减少了 X 线的辐射剂量。

在较先进的 X 线机上，还配备有照相机、录像机甚至是电影摄像机等。X 线电视与上述装置的配合使用，使得我们不仅可直接观察人体内脏活动器官的生理活动，如观察心脏搏动、吞咽功能、胃肠蠕动以及某些脏器功能的变化情况；而且，由于有了影像存储，有了电影摄像和磁带录像，我们可以认真细致地反复观看，可以请有丰富经验的老专家在方便的时候审阅，可以提供给学生们观摩，所以有利于早期病变的分析和诊断，在对疑难病例的会诊讨论和临床教学方面，也具有肯定的作用和特殊的价值。

当然了，这些先进的装置也需要比较昂贵的运行成本，不是每一间医院都能安装，更不是每一次透视都能够应用的。在通常的情况下，透视就像看电视一样，看完了就结束了，没有留下什么图像资料。今后如果想要复查、对比，只能凭当时作透视的那位医生所写下的文字信息了。

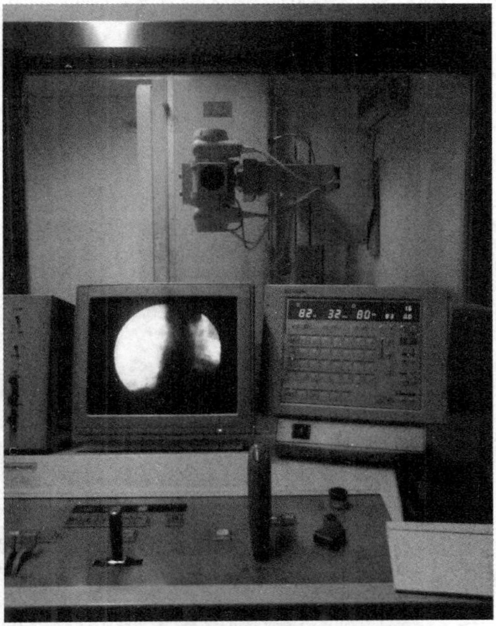

图2 X线电视透视设备

8 拍张照片更有利

游历过名山大川、风景名胜之后，那些美好的景色已经在您的脑海中留下了深刻的印象。但您怕随着时间的推移，深刻的印象也会慢慢地淡化。所以，您一定还会想把它们拍下来，留作永久的纪念，对吧？

虽然，透视可以看到身体的内部结构影像，而且它简单方便、价格低廉，能从多个角度连续、动态地观察到人体的活动图像。但是，透视的图像粗略，难以看清细节，造成漏诊、误诊的机会较大，因而其应用范围受到限制。此外，普通的透视无法留下永久的记录，就好像没有拍下美好的风景图片一样，空余一腔遗憾。

所以，在这种时候您一定会想，要是能拍下照片该多好啊！

事实上，影像学家们早就将这个想法变成了现实。那就是进行 X 线摄影。

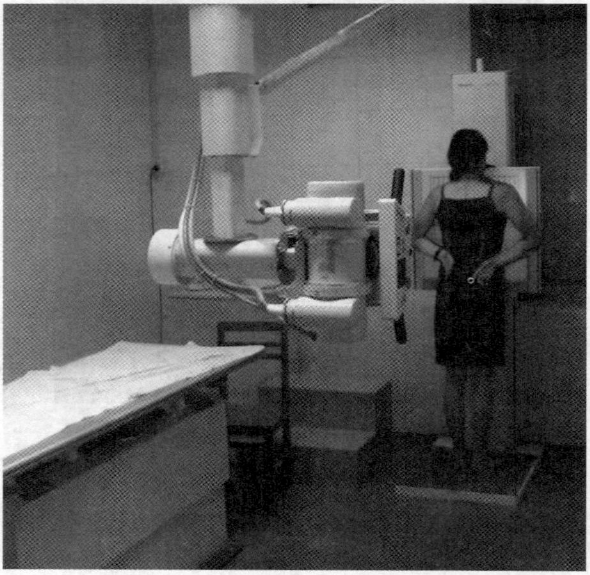

图 3　进行胸部 X 线摄片场景

历史上的第一次 X 线摄影，据说也是由伦琴完成的。伦琴与太太看过荧光屏上的“魔爪”后，就想着要把它拍下来。

1895年12月22日，伦琴拿来一个装有照相底片的暗盒，将太太的一只手平放在上面，再将他发现X线所用的放电管对准这只手，连续照射了15分钟。等到底片冲洗出来后，他们发现，手部的骨骼清晰可见，而且，伦琴送给妻子的结婚戒指也在照片上面留下了清晰的阴影。

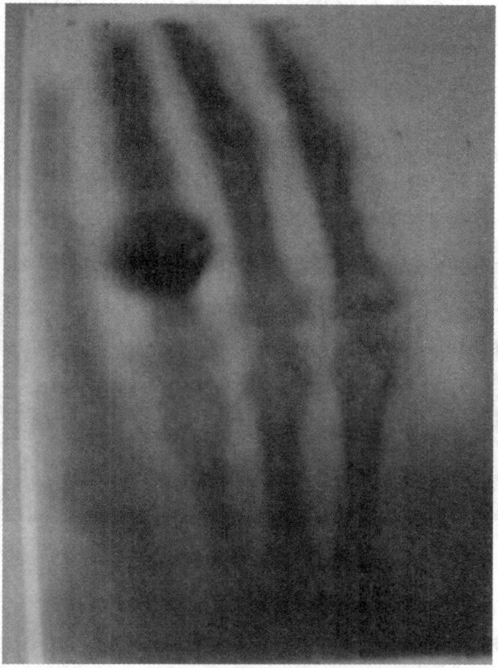

图4　伦琴拍摄的人类第一张X线片图像

X线摄影技术发展到现在，在机器设备、专用胶片以及增感屏等方面都取得了突破性的进展。如今，影像清晰度比伦琴当年拍摄的照片的清晰度大为提高，摄片所需的曝光时间也大大地缩短，一般仅仅需要零点几秒甚至是零点零几秒的曝光时间就可完成。

一方面，与透视相比，X 光照片显示的影像清晰、层次分明、细节显示充分，因此，它的适用范围比透视要大得多。除了胸部和四肢骨骼这些自然对比鲜明的部位之外，头部、腹部以及脊柱等部位也适合进行照片检查。另一方面，照片时更容易实施放射防护，患者接受的辐射也比透视少。

更重要的是，由于影像记录于 X 光胶片这样的载体上，医生可以反复阅读，还可借助放大镜、强光灯等辅助工具仔细地研究病变细节，也可以通过与其他医生或专家的会诊而大大地减少漏诊、误诊的可能性。此外，胶片可以作为疾病档案供前后对照，以便医生追踪确诊和评价治疗效果。

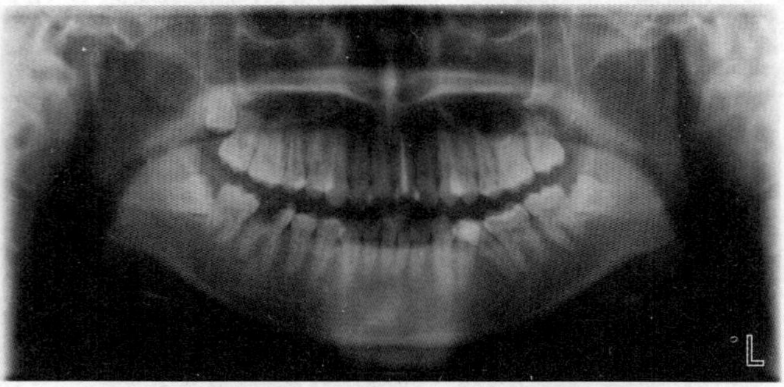

图 5　现代牙科 X 线机拍摄的牙齿全景片

9　慧眼看骨折

有一些“江湖医生”，治病本事不大，吹牛功夫了得，说什么骨折也好，脱位也好，经他们一运功，即能平复如初，再敷上他们的祖传良药，三五天就可以痊愈了。他们甚至称其手法可以“点焊”，即能把断裂的骨头像焊接钢条一样，即时焊接上，完全不需要骨骼的自然生长和修复过程。他们吹得天花乱坠的，还真有不少人给他们送钱。

实际上，他们糊弄的只不过是一些轻微的软组织挫伤的患者，这些患者当时疼痛剧烈，并未伤筋动骨。如果真是骨折、脱位，他们十有八九只得干瞪眼，瞅着机会就会开溜。

我还见过一个中医骨科医生，非常有经验。来找他看病的伤员，经他一看一摸，伤情就了解清楚了。但有一次，一个伤员经他检查治疗以后，骨折是愈合了，但关节却不能动弹了。原来“老马也有失蹄”，这位医生对伤员的伤情判断失误，没有把关节内的损伤搞清楚。

如何避免被忽悠？如何避免漏诊、误诊？其实很简单，那就是去照一张X光片。

用普通的X线摄影方式，拍摄到的X光胶片，被称为平片。您可千万别小看了X线平片，它花费虽然不多，却对骨骼的观察非常有效，有没有存在骨折和脱位，一张平片就能显示得清清楚楚、明明白白，谁也无法否认。因此，X线平片被当作判断骨折、脱位的“金标准”。

通过平片，医生不仅能够发现伤员有没有骨折，还能够正确地判断损伤的部位、程度（是完全性骨折还是不完全性骨折）、范围（一骨一处，一骨多处或多骨多处）、形状（横行、斜行、螺旋、线形、凹陷或不规则形）、移位成角的方向（向前、向后、向内、向外、分离、缩短、嵌插、旋转等）、有无碎骨片及其移位的程度和方向等。对于邻近关节的骨折，通过平片，医生能够判断有无伤及关节，关节的完整性和稳定性有没有受到影响，能够正确地诊断关节的脱位，可以准确地判断脱位的程度和方向、有无伴随的骨折等。所有的这些信息，对于确立治疗方案，指导治疗，判断预后，都非常有帮助。

此外，对于判定有无骨骼的先天畸形、发育变异，仅凭一张平片即能作出诊断。对于骨的感染、肿瘤、代谢性疾病等，在平片上就能很直观地显示病变的位置、大小范围、分布形态等。对于这些疾病，平片虽不起确诊作用，但通过其诊断的可靠性仍是非常高的。

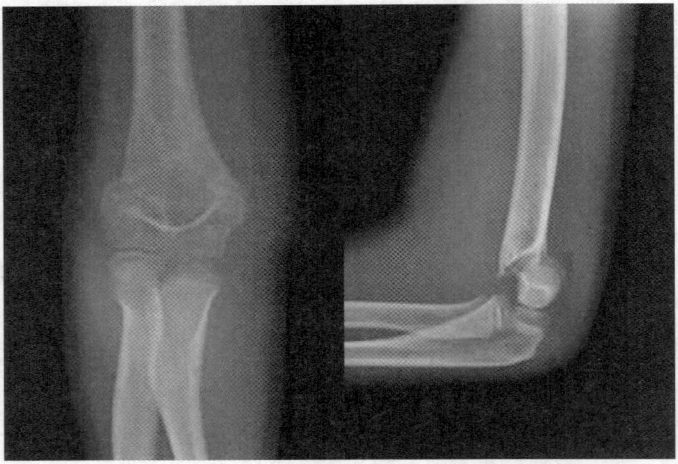

图6　X线平片清晰显示肱骨髁上骨折

10　射线分软硬

有人问我，听说有什么硬射线、软射线的，真不明白；X射线只是一种看不见也摸不着的电磁波，难道也有软硬之分吗？

确实是的。

软、硬射线能量不同，在医学影像上的应用也不一样。

虽然软和硬这一组词本义上表示固体物质受外力作用后是否容易改变其形状，但人们也常把它们引申用来代表物质的其他属性，如硬水与软水、硬骨头与软骨头、计算机硬件与软件等。

我们知道，钢剑比竹剑更易刺穿同样厚度的木板，这是因为钢比较硬而竹比较软的缘故。同样，将穿透力强的射线称为硬射线，而将穿透力弱的射线称为软射线，这岂不是很形象？

X线穿透物质的能力就是X线的硬度，X线波长越短，穿透力就越强，专业的X线摄影学书籍上把X线分为极软、软、硬、极硬四类，并各有明确的波长范围。

我们通常用来作透视和照片的X线属于软X线范畴，但就算是这样的软X线也能轻易地穿透软组织，在荧光屏上或照片上见到的只是骨骼的清晰影像，而软组织的影像则不易见到。当然，我们平常就是要让X线穿透这些软组织，从而能看清深部的组织器官。

然而，我们有时也需要观察比较表浅的软组织，这种情况见于影像学上所说的软组织摄影。这时，射线的穿透力太强了可不行，我们要设法将X线的能量降下来，用极软的X线来摄影。

硬X线一般被用以作高千伏摄影，而极硬X线则被用来作深部组织的放射治疗。

11　软有软的优势

上一节提到软组织摄影，我们再来稍作介绍。

前面讲过，软组织的密度比骨骼的密度低得多，普通摄影所用的X线很容易穿透，在X线片上无法留下清晰的影像。要想观察软组织有无病变，就得应用软组织摄影方法，这时，所谓“极软的”X线就显示出优势来了。

软组织摄影最经常用来检查乳房。

我们知道，乳腺癌是危害妇女健康并最终危及其生命的最常见的杀手之一，早已引起医学界甚至是全社会的普遍关注。但是，由于乳腺组织属于软组织的范围，用普通的X线摄影将无法显示其结构层次，如果不能巧妙地应用合适的X光，就不能显示乳腺癌了。

于是，乳腺摄影专用设备——乳腺 X 线机就应运而生了。它的阳极靶面不是使用普通 X 光机所用的钨来制造，而是常用原子序数比较低的钼来制造，故又称为钼靶 X 光机。钼靶所激发的 X 线能量低，穿透力弱，射线被软组织阻挡而衰减的机会较多，软组织的影像层次较丰富。如乳腺的皮肤、皮下脂肪、腺体、纤维结缔组织、血管等结构，在普通的 X 线摄影上几乎处于同一层次，无法辨认，而用钼靶 X 光机摄影则又可分出其层次结构来，从而使乳房的结构得到清晰的显示，所以特别适用于对乳房的摄影检查。如今，这种专用的钼靶 X 光机已成为检查早期乳腺癌的首选方法，为人类的健康事业作出了贡献。

此外，基于同样的原因，软组织摄影也同样适用于其他部位的软组织，如咽喉部、阴茎、四肢、眼球或其他较薄、不与骨骼重叠的局部软组织。对于这些部位的病变显示，钼靶 X 光机摄影也能发挥普通 X 线摄影所不能达到的作用。

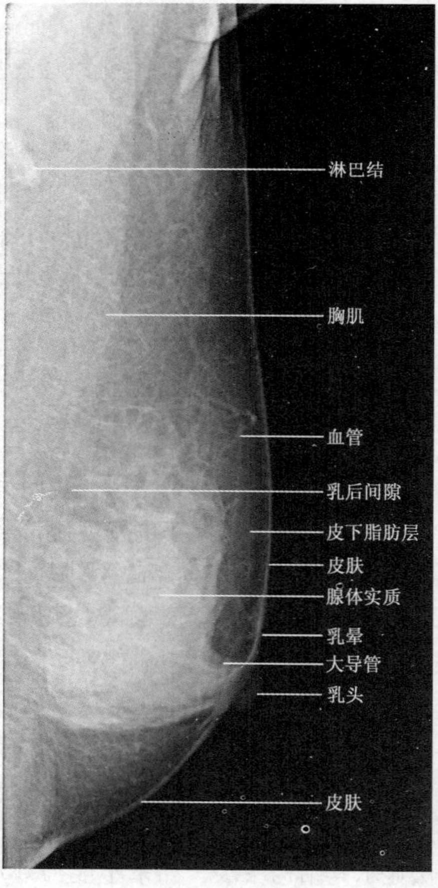

图 7　乳腺钼靶 X 线图片

12 硬有硬的威力

讲课时，曾有学生问我：X线能应用于医学实践，最重要也是最基本的一点就是它的穿透性，那么，是不是它的穿透力越强就越有效呢？

要回答这个问题，其实并不简单。因为前面已经说过，X线分为极软、软、硬、极硬四类，它们的能量不同，在影像学上有不同的应用。但这位同学也没说错：穿透性是X线的最基本特性之一，没有了穿透性，我们就不可能看到人体的内部结构了。穿透力强，即能量高的X线的确有非比寻常的威力。

科学家和影像工作者们发现，用常规射线（通常是40KV～80KV）摄影时，对组织的层次结构显示欠佳，当提高千伏（也就是X光机管电压）时，这种情况就能得到明显的改善。

利用高能量射线进行摄影的方法被称为高千伏摄影。通常100KV以上高电压摄影就可称为高千伏摄影，临床上常用120KV～140KV，文献上也有使用200KV甚至于高达350KV进行研究的报道，认为其可更好地显示肺及纵膈的病变，在某些情况下甚至可起到类似体层摄影的效果。

高千伏摄影还有一个优点，就是由于千伏值提高，X线的能量大了，剂量可以相应减少，并可应用短时间曝光（有一个顶俩的意味），可减少患者的X线辐射剂量，对X线辐射防护也有贡献。

当然了，万事有利也有弊，比如高千伏摄影也存在散射线多、清晰度不够等缺点，更不能应用于上述的乳腺等软组织摄影。

13 明察秋毫辨阴影

在湛蓝的天空上，不时地飘过来一片片云彩，这些云彩有大有小、有浓有淡、形态各异。它是像马？像羊？还是像那放羊的小姑娘？这可以引起人们无尽的想象！

同样，当医生在透视的荧光屏上，或是在一张拍摄好的X光照片上发现：本应清晰透亮的肺部出现了一片阴影，他的脑海中也要出现许许多多的想象，只不过这些想象没有那么浪漫。

那么，医生们面对这些阴影，应该从哪些方面着手，去分析和判断呢？

任何一种异常阴影的出现，都是与相应的病理基础联系在一起的。所以，只要我们认真地分析这些阴影，就能把隐藏的病魔找出来。

首先，不同的疾病有不同的好发部位。所以，仔细观察阴影出现的部位是很重要的。比如，肺结核好发于上肺，一般的肺部炎症则以下肺为多；胸腔积液最先出现在肋膈角；胸腺瘤发生于前纵膈；淋巴瘤见于中纵膈，而发生在后纵膈的肿瘤则以神经源性肿瘤为多。

其次，不同疾病的病灶分布是不一样的。比如，良性骨肿瘤只累及骨的某一局部，恶性骨肿瘤则容易侵犯邻近的软组织，转移性骨肿瘤常常累及多处骨骼，代谢性骨病则常常是全身性的。

再次，阴影本身的形态也很重要。比如，肺部的一般炎性病变阴影常为云雾、云絮状，密度较淡且不均匀，边缘模糊不清；肺结核病灶的阴影呈斑片、条索状，密度稍高且常有钙化的高密度影像，又易出现空洞；肺部恶性肿瘤的阴影则呈结节、团块状，密度与其大小相关，边缘清楚但常不规则而呈分叶状。

此外，有的疾病可引起病变的器官发生功能变化，甚至引起周围组织器官的相应改变。比如，十二指肠球部溃疡可引起激惹征象，钡剂通过迅速；胃溃疡容易引起胃内液体的潴留；结肠癌可引起结肠的梗阻；胰腺癌可以引起胆道的梗阻造成严重的黄疸现象；肺脓肿可以引起胸膜的增厚和胸膜腔积脓；风湿性心脏病容易引起肺的淤血；心包炎容易引起上腔静脉扩张……

如此种种，都是我们分析阴影、诊断疾病的重要依据。

应该指出的是，许多病变的阴影并不典型，“同病异影，异病同影”的现象也很常见。我们不能“攻其一点，不计其余”，而必须认真总结不同疾病的影像特征，从各个不同侧面全面地观察和分析病变的阴影，密切结合其他的临床资料，经过一番“去粗取精，去伪存真”的辨证思考，才有可能得出正确的诊断结论。举个例子来说，如果仅仅根据背影，您很有可能把一个陌生人当成自己的好朋友；而假如您听到这个背影说了一句话，通过辨别声音再结合观察背影，认错的机会就会小很多。

14　我的眼中只有你

普通的X线摄影又称为平片，它是由前前后后不同空间位置关系的组织器官相互重叠而形成的平面图像。这样一来，很多的病变影像就可能被其他结构掩盖而无法显示，从而发生漏诊；当然，也有可能因为重叠的而出现一些假象，显示不清其轮廓边缘、相互关系和准确位置，从而发生误诊。

有没有什么办法可以将重叠的影像分开呢？

要想看清楚某一事物，应该是它在我们眼中的印象越清晰越好，对吧？但如果合理地利用模糊，效果可能会更好。有一句广告词大家都很熟悉：我的眼中只有你！因为周围的事物在我的脑海中一片模糊、视而不见，你在我眼中的形象才是那么地清晰和鲜明。

爱好摄影的人都知道，拍摄普通的相片时，如果想要相片清晰，就要设法使相机固定，还要尽量使被拍摄者保持静止。而在拍摄运动员努力拼搏的相片时，我们可能会有意使焦点外的景物模糊而突出鲜明的主题和强烈的动感。

在进行X线摄影时，也是这样。在作普通摄影时，X线球管、人体和胶片三者应尽量保持静止，拍出的照片才会清晰，否则就会因为模糊而出现废片。然而，如果我们有意地造成模糊，情况就完全不同了。我们只关注感兴趣的某一个层面，想方设法地将其他层面的重叠影像彻底地变得模糊，将重叠影像分开的目的也就达到了。

利用特殊装置，使感兴趣的层面显影清晰，而其他层面显示模糊，这种摄影方式就叫做体层摄影，也可称为断层摄影或分层摄影。

能作体层摄影用的X光机与普通的X光机不同，它配备有一些专门的部件。主要是有一个可以调整高度的支点，以及连接X线球管和暗盒托盘（用来放置X光胶片）的连接杆。将支点调整到我们感兴趣的层面水平，摄影时X线球管和托盘沿着设定的轨迹和角度作反方向运动。在支点层面，由于使X线球管、人体和胶片三者的相对位置始终处于固定的状态，所以拍摄的影像就非常清晰，而其他层面则由于存在相对运动而显得模糊，只剩下淡淡的背景，离焦点层面越远，其模糊的程度就越彻底。

15 动一动也许更好

一般来说，要想得到清晰的X光照片，需要保证X线球管、被照的肢体和胶片三者处于相对静止状态。X线球管和胶片的固定比较容易实现，而被照肢体的固定则相对较难，所以，技术员在拍摄X光照片时总是特别关注被照肢体的固定。例如，对小儿或者其他不合作的患者，技术员常常让患儿家长或家属帮助固定或借助专用的固定设备来固定；对能够很好合作的患者，技术员也总不忘给他们解释一番，并在曝光时叫上一句：“屏住气，别动！”

但有人在照片时发现，技术员不单是不叫他屏住呼吸，反而叫他作快速不停的呼吸运动，因而在脑海中形成了一个大大的问号：这样动下去，影像肯定会模糊，医生还怎么观察和诊断呢？

我告诉您，叫您动，不是叫您乱动。叫您别动，您就不要动。叫您动时，肯定有动的理由，您就照他说的办吧！为什么这么说呢？

举个例子来说。在一张胸部平片上，前后的肋骨、胸椎骨、心脏和肺是相互重叠在一起的，假如要观察肺部或肋骨的病变，呼吸运动就要绝对禁止，否则没法看；而假如您要观察的是胸椎骨，情况就不同了，胸椎在呼吸时一般能够保持静止，快速不停的呼吸运动使肋骨因移动而模糊掉，减少了对胸椎的重叠，胸椎就会显得更清楚；不过，其他的运动如左右的摇摆还是不被允许的。

还有，在拍摄颈椎骨的正位片时，我们只要求颈椎显示清楚就行了，然而，颈椎常常会因为下颌骨的重叠而难以观察。假如我们让患者在保持头、颈部不动的情况下，作快速的张口闭口动作，则下颌骨的影像就会因为移动而变得模糊，颈椎没有相对运动的模糊，又没有下颌骨的重叠，因而会显得比较清楚。

在接受透视或进行胃肠检查时，遵照医生的嘱咐作运动则有更多的用途。例如，胸透时作深呼吸运动，可以更好地观察肺的功能、膈肌的活动、纵膈有无摆动、有无被掩盖的病变；左右转身可以让医生多方位观察，更好地判断病变的位置及其邻近关系；接受胃肠检查时作翻身运动，能让钡剂均匀涂布，可以更好地观察胃肠道的轮廓边缘等。

俗话说：“世事无绝对。”作一般的照片检查时，我们总是要千方百计地避免造成运动的模糊，但假如您能合理地利用它，“坏事也能变成好事”，在适当的时候动一动，也许能有更好的效果。

16 造影是怎么回事

您已经知道，利用X线来诊断疾病，是凭借各种组织、器官之间所存在的密度差异，在荧光屏上或在X线照片上形成了浓淡不同的影像对比，从而区分正常与异常。比如胸部和四肢骨骼，在普通的平片检查中就可以得到清晰的显示。

但是，在自然条件下，很多组织器官的密度相近甚至相同，比如消化系统、泌尿系统以及体内的血管等，它们与其周围的器官组织没有密度差，反映在影像上就缺乏对比，我们是无法将它们区分开的。在这种情况下，如果我们通过人工的办法，在人体的某些部分引进一些物质，使原来缺乏对比的组织器官人为地形成对比，岂不是就可以达到区分这些组织器官的目的了吗？

事实上，X线应用于临床后不久，就有人想到了这个办法。他们让患者服用一些高密度的物质，使胃肠道的内腔得到显示，此后，这种方法的应用范围不断扩大。至今，全身各个部位均可通过这种人为引进某种物质，造成人工对比的方法来进行检查。这种检查方法就叫做造影。而这些被引进体内的物质就叫做对比剂，俗称造影剂。

可以说，造影检查技术的发明和应用，对放射诊断学和影像学的发展，起到了非常关键的作用。迄今为止，尽管有了对组织器官的密度分辨能力比普通X线强百倍的CT，也有了MRI，ECT等新的影像检查手段，但是，X线造影检查技术仍无法被取代，仍然不失为一种重要的辅助检查方法。

造影检查的目的，是人为地造成密度差。所以，我们不但可以引进密度高的物质，使这些组织器官显影较致密，而且可以引进密度低的物质，使组织器官显影较其他组织器官浅淡。我们称密度高的物质为阳性对比剂，称密度低的物质为阴性对比剂。决定物质密度高低的，是组成这种物质的原子在元素周期表中的位置。原子序数高的物质密度高；相反，原子序数低的物质密度低。

目前医学上应用的对比剂，既有固体形态的，也有液体和气体形态的。固体对比剂，如硫酸钡，主要应用于消化道造影，用时加入适量的水，将其调成混悬液让患者吞服或经肛门灌入肠道。液体对比剂有油脂性的，如碘化油、碘苯酯等，主要用于支气管、子宫等管道、体腔的造影；也有水溶性的，如泛影葡胺、碘佛醇、碘海醇等，品种繁多，其应用范围最为广泛。气体对比剂，如空气、二氧化碳等，可以应用于胸腔、腹腔、腹膜后等部位，其中二氧化碳还可用于血管造影。如果将阳性对比剂和阴性对比剂同时引入，将出现特殊的效果，即双重对比造影，这种方法最常应用于胃肠道，对发现胃肠道的早期病变起到了积极的作用。

大多数含碘对比剂都是经泌尿系统排泄的，也有少数可以经肝胆道排泄，在排泄的过程中可使这些器官显影。所以，我们不但可以通过直接引入的方法来使被检查的组织器官显影，也可以利用对比剂的性质来实现间接造影，使造影技术得到简化。如我们可以通过静脉注射泛影葡胺等使泌尿系统显

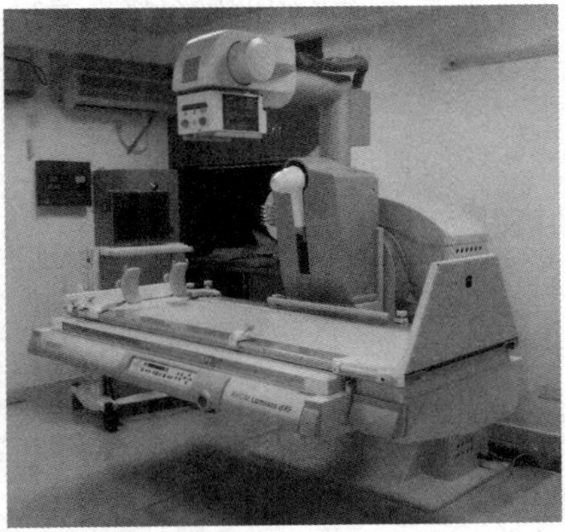

图8　X线诊断造影用多功能检查设备

影，这就是目前应用最多的所谓“静脉肾盂造影”或“静脉尿路造影”。

17 有哪些造影检查

到目前为止，已经开展的造影检查项目非常多。到底有多少种？很难得出一个准确的数字。

可以说，全身各部位，从头到脚均能进行造影检查。

从大的方面来说，我们可以将造影检查分为两类：

一类为非血管造影检查，包括消化道造影、胆道造影、泌尿路造影、子宫输卵管造影以及椎管造影等。这类造影对设备和技术的要求相对较低，属于传统 X 线诊断学范围，大多数医院均可根据自身条件选择开展。

另一类是血管造影检查。除了四肢的顺行性静脉造影之外，这类造影大都要借助一些专用设备，特别是心、脑血管造影，对设备和技术的要求较高，可以归类为介入诊断学范畴，一般只有大型医院才能开展。

从具体的应用部位来说，有以下造影检查方法：

头颈部：气脑造影、脑室脑池造影、脑血管造影、鼻泪管造影、唾液腺造影等。

呼吸系统：支气管造影、人工气胸造影、支气管动脉造影、肺动脉造影等。

消化道：上消化道造影、下消化道造影、全消化道造影、双重对比造影、低张气钡双重造影检查等。

胆道：口服胆囊造影、静脉胆道造影、术中胆道造影、术后“T”管造影、经内窥镜逆行胰胆管造影（ERCP）、经皮肝穿刺胆管造影（PTC）等。

泌尿系统：静脉肾盂造影（IVP）、逆行肾盂造影、膀胱造影、尿道造影等。

生殖系统：子宫输卵管造影（HSG）、输精管造影、子宫动脉造影、精索静脉造影、盆腔充气造影等。

心脏：右心造影、左心造影、主动脉造影、冠状动脉造影等。

其他血管：如肋间动脉造影，胸主动脉造影，腹主动脉造影，肠系膜上、下动脉造影，腹腔动脉造影，肝动脉造影，肾动脉造影，门静脉造影，腔静脉造影，上肢动脉造影，下肢静脉造影等。

其他造影：各部位的关节造影、椎管造影、椎间盘造影、淋巴造影、腹膜后充气造影等。

总而言之，造影检查方法多种多样，根据不同的需要合理地选用造影检查手段，将对疾病的诊断起到非常重要的作用。

当然了，优胜劣汰是不可逆转的自然法则。近年来，随着其他先进的影像学检查手段的推广应用，也有一些古老的、有创的、诊断效率低的造影检查方法如气脑造影、脑室脑池造影、人工气胸造影、支气管造影、腹膜后充气造影等受到了冷落甚至遭到了淘汰，这应该是值得庆贺的喜事。

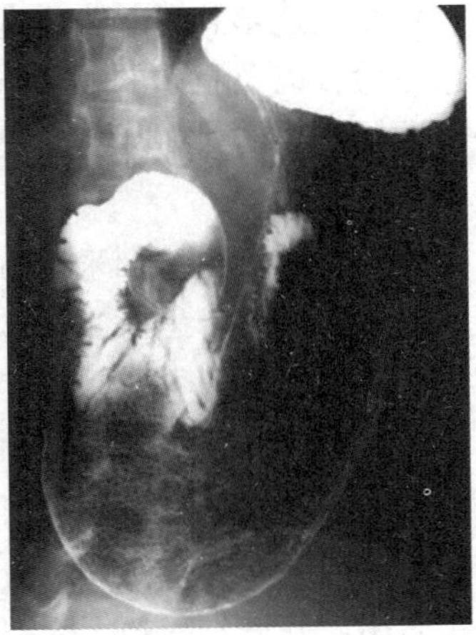

图9　显示胃的气钡双重对比造影

18　造影为什么要预约

有人问，现在不是老在讲“以患者为中心”吗？患者大老远赶来，临床医师很认真地看了病，又向放射科递交了造影检查申请单，放射科却不给马上安排，一定要预约，是不是在刁难患者呀？

大家有这样的疑虑自然是可以理解的，然而，预约却又是必须的。

那么，造影为什么一定要预约呢？

说到底，造影检查是一种特殊的X线检查项目，检查的费用也相对较高，检查的目的是发现常规检查所不能发现的病变。为了保证检查的目的能够达到，我们必须花一点时间，作一些必要的准备工作。

一方面，接受检查的患者应该做好以下的准备：大多数X线造影检查前都要禁食，如胃肠道造影检查，各类血管造影检查等，胃肠道造影和静脉肾盂造影等检查前还要禁水。在作钡剂灌肠造影检查以及腹部的各种造影检查前最好要做好清洁肠道的准备。这些准备的目的，主要是防止胃肠内容物对病变的重叠造成假象而引起误诊。

凡是要用碘对比剂来进行造影检查，或者是在造影时需用麻醉药的，曾经要求患者必须做过敏试验。因为碘对比剂或麻醉药物都有可能引起患者过敏，严重的还可能引起死亡。近年来，随着新剂型的开发，全国性的指导意见是不必做过敏试验了，但预防过敏还是必须的。

造影前如果患者服用过有可能影响造影检查的药物，则应该停止服用，并等待药物失去效力或排出。如胃肠造影前，禁服泻剂，收敛剂，铋、碘、钙等制剂。作介入性血管造影的患者，如果过度紧张，还应该服用些镇静剂。

需要作子宫输卵管造影的患者，为了防止感染等并发症的发生，更是常常将造影时间限定在月经干净后3~7天内进行，如已经有生殖道感染，还得等治疗好感染后才可进行。

另一方面，造影前，技师和护士要准备好各种设备，保证其在造影时运行良好，造影时所用器械如导管等都要消毒备用。为了防止某些患者出现对比剂或麻醉剂的过敏反应，还应准备好抢救药品和抢救设施，万不可麻痹大意。

由于上述原因，造影检查不像普通透视、照片一样能够做到随到随检，而是需要预约的。

当然，有的预约时间太长，如有的医院作静脉尿路造影都要等两个星期以上，则显然是因为医疗资源不足，有太多的患者排队所致，这就需要各方面共同努力了。

19　别样的牛奶面糊

有一位老伯，因为近两个月来经常觉得胃痛，按预约的时间来到影像科作检查。他已经遵照医生的嘱咐，从头一天的晚上就没有吃东西了，早上起来后，也没敢喝水。到了检查室，医生让他脱了一些衣服、取下裤带和钥匙，还给他作了动作示范，又给了他一杯温热的乳白色液体，让他一边喝一边跟着做动作，前后左右翻身、躺下又起来，很快医生就说检查好了。

老伯一边穿衣服，一边自言自语：“这医院还不错，知道我又饿又渴，还提供早餐，只可惜这牛奶味道怪了点，分量也少了点。”

医生听了禁不住笑了，说：“老伯，这不是给您的早餐，更不是变了质的牛奶。现在检查作完了，您可以去吃早餐了！”

对于喝下去的这种乳白色液体，有一部分患者确实觉得很疑惑：这是啥子玩意嘛？

我告诉您，这种东西实际上就是一种对比剂，主要成分是硫酸钡。我前面讲过，硫酸钡是一种固体的对比剂。它来自地下的一种矿石，经过一系列的加工提纯，形成像奶粉一样的粉末状物质。服用的时候，也像冲奶粉一样，加入一定的水，调制成一定的浓度，就可以喝了，不知道的人还真的以为是在喝牛奶呢！

为什么要喝这种钡对比剂呢？这是因为，钡的原子序数比人体骨头内的钙还要高很多，密度非常高，X线很难穿透。钡剂在胃肠道内通过时，胃肠道的轮廓就可以在片中显示得清清楚楚。硫酸钡在人的胃肠道内性质又非常稳定，人吃下去以后，可以全部被排出体外，不会被人体所吸收，所以对人体健康没有影响，既无毒也没有营养。这些性质，决定了硫酸钡能够作为胃肠道造影的首选对比剂。

最初，由于制作工艺粗糙，硫酸钡的质量较差。要想达到较好的显影效果，就需要把钡剂调得很黏稠，就像很黏稠的面糊一样，患者没法喝，只能说是吃了。这样的“面糊”，味道很差，又容易黏在口腔和咽喉部，难以下咽，的确让患者难受。如今，经过反复的研究，制造出了高浓度而低黏度的硫酸钡制剂：一杯满满的硫酸钡粉末加入水以后可以调成只有半杯的液体状，喝起来方便多了。通过添加一些调味剂，还可以使钡剂又香又甜，喝起来与喝牛奶也就没有太大的分别了。

20 膈下见新月

晴朗的夏夜里，您漫步在林荫道上，清风拂面，花香扑鼻，抬头望，一弯新月挂于天际。这时，您一定会觉得心旷神怡。

也是夏夜，一个患者脸色苍白、面容痛苦，被人搀扶着进入诊室。在荧光屏上，我看见患者的膈下出现了“一弯新月”；触动机器按钮，摄下照片，其膈下的新月形阴影更显得清晰。这时，我的心中毫无诗意。

因为，这“一弯新月”代表着患者的身体在不该出现气体的地方出现了气体，结合病史及其他表现，这位患者显然已发生了胃溃疡的穿孔。

您知道吗？在人的腹部，腹壁所围成的空间是腹腔，包容着肝、脾、胃、肠等许多人体器官。这些腹腔脏器和腹壁都被一层腹膜所覆盖，覆盖于腹壁上的腹膜称为壁腹膜，而覆盖于腹腔脏器之上的则称为脏腹膜。两层腹膜之间形成了一个形状极不规则的腔隙，叫做腹膜腔。在正常情况下，腹膜腔内是不含气体的。腹膜腔内出现气体时，我们称其为气腹。

分隔胸腔和腹腔的结构是膈肌，膈既是胸腔的底，也是腹腔的顶。由于气体轻而向上，当腹膜腔内存在气体，人站立时气体即积聚于膈下，形成透亮的气影。因为右膈常比左膈的位置高，右膈下又是密度均匀一致的肝脏阴影，与气体对比鲜明，所以，腹膜腔内积气往往最先在右膈下显示出新月形的气体影，并衬托出呈弧线形的膈肌影像。

那么，腹膜腔内的气体是由哪里来的呢？

最多见的当然是来自胃肠道的穿孔，其中最主要的当属胃或十二指肠溃疡并穿孔。您知道，胃肠道内总是或多或少地含有气体，溃疡就是胃肠壁溃烂形成的缺损，溃烂继续加深时即会形成穿孔，胃肠道内的气体就能通过穿孔进入腹膜腔，这是临床上常见的“急腹症”之一。

除了溃疡穿孔可造成气腹外，胃肠道憩室、恶性肿瘤、肠伤寒、肠结核、肠气囊肿等引起的穿孔，阑尾炎穿孔，外伤性胃肠道破裂，子宫穿孔等均可引起气腹，应密切结合临床表现以及相关病史、相关检查进行鉴别和诊断。由产气性细菌引起的腹膜炎，尽管没有与外界的沟通，也可出现气腹。

此外，还有一些情况出现气腹就不必大惊小怪了。如女性患者，刚刚作过阴道灌洗或输卵管通气，有可能将少量的气体通入腹膜腔。作了人工气腹检查的患者腹膜腔内自然会有气体。剖腹手术后5天内，患者的腹膜腔内可能还残存少量气体。这些情况一般都有明确的病史证据，不难鉴别。值得注意的是，假如作过腹部手术后一个星期以上仍有气腹存在，则要考虑有无腹膜腔感染、粘连或者胃肠手术后的切口缝合不固等可能，应及时进行相应的处理。

要很好地显示气腹，患者应尽可能取站立位，站立困难者可取坐位。假如患者过于虚弱，实在无法取站立位或坐位，那也可取左侧卧位进行水平投照来达到诊断目的。不过，卧位水平投照增加了操作的难度，同时也降低了清晰显示气腹的可能性，因此是一种不得已而为之的权宜之计。

21 袖里有乾坤

嫦娥奔月，长袖轻舞，俨然一幅很美丽的画卷。然而，当影像学上出现了“袖口征”时，情况可就不美了。

那么，在什么情况下，会出现“袖口征”呢？

患者患有胃癌特别是胃窦部的浸润性胃癌时，被癌肿侵犯的那部分胃腔显示狭窄、僵硬、形态固定，失去了正常的蠕动功能，而近端的正常部分则仍保持柔软，具有正常的蠕动功能。蠕动运动像波浪一样从胃的近端发动，逐渐向远端推进，当行进至正常胃壁与胃癌交界处时，正常柔软的胃壁在蠕动波的推动下继续前进，即可形成袖套样包绕在僵硬的胃癌部分之外，形成了“袖口征”。这是第一种情况，“袖口”里包藏着凶恶的胃癌。

骨肉瘤是最常见的原发恶性骨肿瘤，多见于青少年，恶性程度很高，就算治疗及时能挽救患儿的生命，也常须付出截去肢体的代价。肿瘤在骨内生成后，迅速突破骨皮质向周围软组织内侵犯，并形成软组织肿块。局部的骨膜在肿瘤的刺激下迅速增生，且越靠近肿瘤处增生得越多，而在肿瘤突破骨皮质处，这种增生的骨膜新生骨也被肿瘤所破坏，从而形成了三角形的骨性阴影，也称为“袖口征”，又称为骨膜三角或Codman三角。这第二种“袖口”，包藏着的是更为凶险的骨肉瘤。

还有一些情况，有类似“袖口征”的影像学表现，也称为“杯口征”。

当儿童突然出现阵发性哭闹，后来还伴有呕吐及血便时，很可能是因为其体内一段肠管套入另一段肠管——肠套叠。这种情况多见于两岁以下的小儿。假如用适量的空气或钡剂进行灌肠检查，即可出现杯口状或袖套状的对比剂影像，其内包容着套入的肠管。

当胃因为病变而作部分胃切除并进行胃空肠吻合手术后，在某些情况下，空肠可能逆行套叠入胃，在作胃肠造影检查时，充盈着对比剂的胃包容着突入胃腔的空肠，也能形成类似的“袖口征”。

当胆总管末端因为结石而发生阻塞，上段的胆管即发生扩张，进行胆道造影时，充盈着对比剂的胆管即可出现“杯口征”，杯口内即为引起胆管阻塞的结石影。

还有很多管道系统内的阻塞性病变，如支气管、椎管、输尿管、血管等内部的占位性病变，也有可能形成“杯口征”或类似的“袖口征”，在此不一一详细描述，诊断时应结合有关资料进行仔细分析。

22　液面现阶梯

您见过山坡上的梯田吗？一级一级的长带状水田，从山脚直到山顶，在阳光的照耀下，一层层波光粼粼。在大力倡导“农业学大寨”的年代，这种景色因为太多而显得普通，而在推行“退耕还林”政策多年后的今天，仅存的梯田已成为引人遐想和怀旧的山乡美景了。

在人体的内部，有时也能见到类似的景色，您说奇不奇？

一位身强力壮的棒小伙在运动场上奔跑着，突然间停了下来，捂着肚子在地上翻滚。朋友们扶他到场外休息了一会，似乎又没有什么事了，但过了一段时间，同样的情况又再次发生。此后，难以忍受的绞痛更是一阵紧接着一阵，并逐渐出现了腹胀和呕吐的现象。到了下半夜，大家只好护送着他来到医院看急诊。

小伙子被人扶着站在透视检查床前，开机观察，只见在他的腹部，一层层的液体阴影在伴随出现的气体阴影衬托下，犹如山坡上的梯田一样呈阶梯状排列，并随着体位和呼吸运动的变化而有一些波动。这种阶梯状的液气平面就是肠梗阻的典型征象。

大家知道，肠道是运送食物、吸收营养、排出废物的中空器官，保持通畅是其功能正常发挥的必要条件。如果肠道因为阻塞而使其内容物的通过有障碍，即被称为肠梗阻。肠梗阻是一类常见的急腹症，往往突然发生，以阵发性腹痛为最初和最明显的症状，随着时间的延续，腹痛的发作越来越密，越来越重，伴有呕吐、腹胀，并常停止排便、排气，往往需要急诊手术处理。

引起肠梗阻的原因有很多，如肠粘连、肠扭转、肠内肿瘤阻塞、肠外肿瘤压迫、肠内蛔虫团以及上一节提到过的肠套叠等。

当肠梗阻发生后，内容物不能通过，肠壁吸收气体和液体的能力也会逐渐减弱以致消失，肠管的分泌和吞咽运动，使得梗阻以上的肠腔内积聚的气体和液体越来越多，因此也就越来越扩张，大量的气体和液体使肠道形成了良好的自然对比，以致在透视下也能得到清晰的显示。而肠道在腹腔内是蜿蜒曲折排列的，因而当患者站立时，各段肠管内的气体和液体就会在不同的平面得到显示，从而形成了典型的阶梯状液气平面。

影像科医生根据这些液气平面的分布范围、扩张肠管的形态、气柱的高低和液面的宽窄等征象，能够判断出梗阻的部位、性质、程度甚至原因，为制订下一步的治疗方案提供有力的依据。

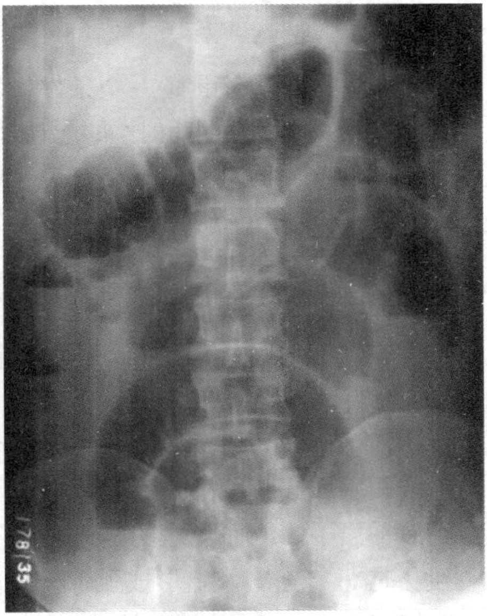

图10　腹内见阶梯状液气平面，提示肠梗阻

23　有水却不平

如果您倒上一杯水，就会发现杯中的水形成了一个平整的液面；同样，一盆水、一池水、一湖水，任何平静的水面都是一个平面。这是常识。

但是，在体内密闭的腔隙（如胸膜腔、腹膜腔）内出现的多余的液体，却并不一定会形成平整的液面。这时，您可得注意了。

当然，如果将患者取仰卧位，摄取前后位照片，自然是看不到液平面的。如上一节讲过的肠梗阻，要观察阶梯状液气平面应取站立位或坐位，卧位是看不到的，这在我们的讨论范围之外。我所要说的是，尽管取站立位或坐位，这些腔隙里出现积液也可能看不到液平面。

这是怎么回事呢?

实际上，要出现液平面，应该具备一个条件，那就是要有气体的同时存在，气体和液体因为密度和比重的不同而相互分离，才会共同构成一个平整的分界面。所以严格来说，所谓的液平面应称为液气平面。

然而，在人体的胸膜腔或腹膜腔内，正常情况下是不存在气体的。当它们因为炎症、结核、低蛋白血症或外伤等情况而出现液体积聚时，由于没有气体的因素，就不会形成一个清晰的界面。在这种情况下，液体将广泛分布于整个腔隙，只是因为液体的重力作用而使较低的部位液体积聚较多，而较高的部位液体较少而已。

这样一来，当胸膜腔或腹膜腔内积液时，您就无法像在扩张的肠管里那样看到液平面了。取而代之的是，由于不同厚度液体对 X 线吸收的程度不同，将在影像上形成弧形模糊的上缘。

反过来说，假如您发现一位胸膜腔或腹膜腔内积液的患者出现了液气平面，您就可以肯定地说，他除了积液之外，还出现了积气。这种情况在胸膜腔比较多见，通常将之简称为液气胸。

24 体内生鹿角

漂亮的梅花鹿因为有了高高耸立的分叉状鹿角，更显得风情万种。但您可曾想到，在人体内居然也可长出“鹿角”?

您知道吗?肾脏是维持体内代谢平衡的重要器官，通过泌尿来排除人体代谢所产生的毒素和废物。肾实质产生的尿液首先要排至肾小盏，汇到肾大盏，再至肾盂，通过输尿管排至膀胱后，再通过尿道排出体外。从肾小盏一直到尿道这一系列结构又可统称为尿路，在任何部位都可形成结石，其中肾盂、肾盏是结石的最好发部位。

肾盂、肾盏共同构成了一个两级分支形的结构。当结石在肾内生成后，如果未能及时得到治疗，将逐渐沉积、增大，最后可完全充满整个肾盂和肾盏，成为鹿角状的高密度阴影。肾盂、肾盏的形态成为结石形状产生的“模具”，所以，这种形状的结石也被称为“铸形结石”。

当鹿角状的铸形结石形成以后，根据一张普通的平片就能得到确切的诊断。诊断是不难了，但治疗却又麻烦了。因为，这样的大结石不单不适宜采用无创性的保守治疗，也难以通过微创性的超声碎石或介入取石方式来快速解决，就算是采取开放性的手术治疗，也可能难以取除干净，更由于长期结石的存在而造成梗阻，肾功能常常大受损伤。

在医疗卫生条件逐渐改善的今天，这种鹿角状的铸形结石已不多见，但在一个肾盏内铸形而成的三角形或多边形结石还常常可见。当结石较小时，其形状则常为圆形或卵圆形，这时需要与其他一些情况，如肠道内的粪渣等相鉴别。

发生在输尿管内的结石，一般常位于输尿管的狭窄部，形状多为长卵圆形或梭形。其重要的一个诊断依据是结石的长径应与输尿管的长轴一致，即结石不会横着躺在输尿管里，这一点有助于将其与腹内其他阴影相鉴别。

膀胱内的结石一般都为卵圆形，有时可长得相当大，在X光片可见结石像鸡蛋或鹅卵石一样横卧在耻骨联合之上，有时还能见到结石内部一圈圈的分层影像。

值得注意的是，尿路结石常不止一颗，应仔细观察，防止遗漏。此外，有的结石在平片上看不到，这就是所谓的阴性结石（平片上能看到的结石称为阳性结石），应行造影检查以进一步观察。要不然，将影响治疗效果。

除了尿路容易形成结石之外，胆囊和胆道也是结石的好发部位。胆结石一般较软，所以如果是多发结石常互相挤压而为多边形；胆结石一般含钙较少，所以阴性结石较多，常须借助造影检查予以确诊。

25 肺里满天星

本应清晰透明的肺野内出现了许许多多的细小结节或颗粒状阴影，犹如夏夜的满天繁星，这预示着哪种疾病呢？

这个问题可不简单，据文献报道统计，有80～100种疾病可出现此类征象。

比较多见而又比较具有特征性的病变有以下几种：

粟粒性肺结核。急性粟粒性肺结核的肺内结节病灶最具特色，就像在平整的台面上均匀洒满着小米粒。每个粟粒的直径为1～2毫米，其特征是大小一致、分布均匀、边缘清楚。由于这种“粟粒”小，透视下一般不能见到，仅表现为毛玻璃样的肺透亮度减低，因此，如果怀疑患了急性粟粒性肺结核，应摄片检查。如果结核菌少量而多次进入血液，并在肺内播散则为亚急性或慢性血行播散性肺结核。其结节病灶与急性粟粒性肺结核有所区别，其特征则是大小不一、密度不均、分布不匀、新老并存，上肺多于下肺。

恶性肿瘤肺内转移。身体其他部位的恶性肿瘤经血行转移至肺时，也可在两肺出现许多粟粒状或小结节状的转移病灶，有时甚至与急性粟粒性肺结核难以区分。但如果在短期内进行复查，则可见到这些结节明显增大、增多；如果伴有淋巴转移，则还会出现肺纹理增多、肺门淋巴结增大的影像。

尘肺。尘肺是由于在劳动操作中吸入大量粉尘所致的肺部弥漫性病变，属于职业病范畴。尘肺可由多种有害粉尘引起，其中以矽肺最为常见。典型的矽肺结节一般在3毫米左右，轮廓清楚，以右中下肺的内中带最先出现为多，随着病变的发展，结节将逐渐增多并相互融合而增大，分布范围扩大。尘肺由于一般都有明显的职业史，可为诊断提供有力的线索。

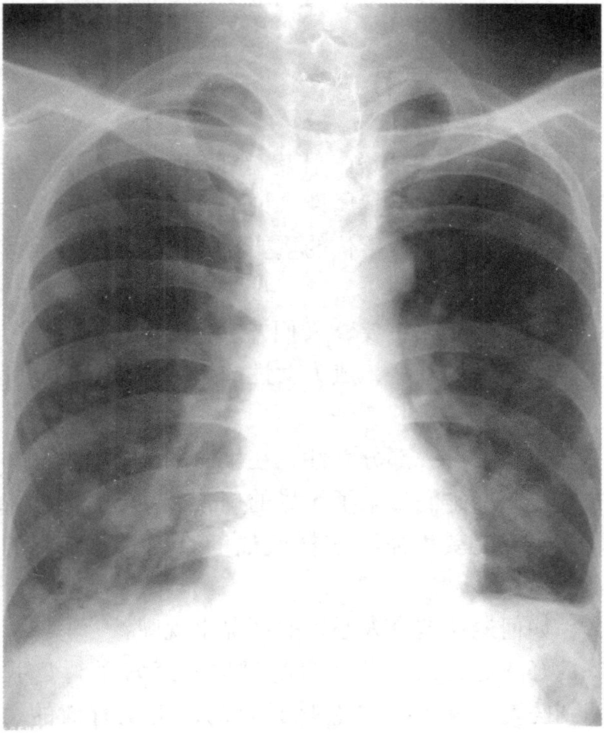

图11　双肺内大大小小的结节，为食道癌转移病灶

除此之外，还有很多的肺部病变也可出现肺内多发性的细小结节或颗粒状阴影，如细支气管肺泡癌、肺泡微石症、含铁血黄素沉着症、真菌感染、寄生虫感染、嗜酸性细胞增多症、网状内皮细胞增多症、肺弥漫间质纤维化等。

这么多的病变，要想一眼就能分辨出来肯定是很困难的。怎么办呢？这就得靠我们仔细观察，细心分析，从结节或颗粒状阴影本身的大小、数目、形态、分布、密度、边缘；从肺内血管纹理，胸膜改变，肺门及纵膈、心脏大小，病史，全身的其他表现，甚至是化验检查等多方面情况来予以鉴别、判断。

26 乳内细砂多警惕

从人类的社会属性来说，乳房（通常也称乳腺）是最重要的第二性征。从人类的自然属性来说，乳房内的乳腺腺体能产生宝贵的乳汁，是母亲哺育后代的重要器官，在人类正常繁衍的进程中起着重要的作用。

正是因为乳房如此重要，人们才会越来越关注乳房的保健。拥有一对健康丰满的乳房，成为女性的追求目标，这也是理所当然的。

但不幸的是，有一部分女性，在生命的某一个阶段，她们引以为荣的乳房却给她们带来了无尽的痛苦，甚至危及生命。当面临“要乳房，还是要生命”这样残酷的难题时，她们的心都要碎了！

那么，如何避免这令人心碎的情况出现呢？

保持良好的心态，多关注自身健康，经常进行自我乳腺检查，定期到医院体检等，当然是必要的，也是有效的。除此之外，接受医生的建议，在必要时作一些相关的影像学检查，对乳腺的保健也能发挥非常重要的作用。

从现阶段来看，最敏感、简便的影像学检查，是用乳腺专用机所进行的钼靶 X 线摄影。

在钼靶 X 线机所拍摄的乳腺 X 线片中，乳房的皮肤、皮下脂肪、乳头、乳腺腺体组织、乳腺导管及血管、腺体旁及腋下的淋巴结，腺体后的部分胸壁组织都能得到比较清晰的显示，而且层次分明。根据受检者的不同年龄、体型、处于月经周期的不同阶段，我们可以对乳房的X线影像作出恰如其分的解释：正常？变异？还是存在病变？如果有病变，那又是何种病变？

如果在乳腺片上，发现乳头形态自然，皮肤、脂肪层次清晰，腺体组织分布均匀，血管走向正常、无增粗，其他结构也未见异常，那么，我们可以判断：这个乳房是正常的。

如果，我们发现在乳腺片上出现乳头下陷、皮肤凹陷，腺体结构紊乱，腺体内有一个不规则的肿块而且伴有蟹足样的毛刺，周围的淋巴结肿大，那么，我们诊断为乳腺癌也就没有什么问题了。

然而，在大多数情况下，患者并不是纯粹为了体检而来，也不会等到乳腺癌病变发展到非常明显时才来。因此，在一般情况下，我们在乳腺X线片上发现的影像特征并不突出，或者是只出现了某一种征象，而无相应的其他征象。能否根据这些有限的影像特征作出正确的判断，将决定患者能否得到及时、有效的治疗；同时，这也将成为检验一位医生影像诊断水平高低的“试金石”。

很多女性，在自我检查乳腺时摸到了一些硬结，这往往成为她们前来医院检查的理由。在这些结节中，绝大多数都是由增生、囊肿或良性的肿瘤形成的；但也有一部分确实是恶性的乳腺癌。通过X线检查判断出这些结节的性质，成为她们（同样也是医生们）的共同愿望。

当然，还有一些早期乳腺癌，不单是患者本人，甚至是临床专科医生也不能用手法摸出。X线能够把这些病灶检查出来，自然是最好不过了。

由于乳腺癌常常可能会在病变的早期阶段就伴有恶性钙化，而这些钙化则表现为密集成簇且数量众多的针尖状、细砂粒状的高密度影像，它们与良性病变中的粗颗粒状或环状的囊壁钙化有明显的区别。这些区别的存在，使得恶性钙化成了乳腺癌的典型特征之一，也成为早期诊断乳腺癌的突破口之一。

因此，如果在乳腺片上发现了具有恶性钙化特征的细砂状钙化，尽管没有其他的乳腺癌特征，我们也应该提高警惕，及时通过穿刺活检等手段去进一步确诊，切不可对这些钙化现象视而不见。

27 此等盈亏要小心

人有悲欢离合，月有阴晴圆缺。在胃肠道，或者说是消化道，也可以出现这种盈亏现象。

众所周知，消化道是空腔脏器。因此，消化道的病变，除了个别是由腔内异物如蛔虫团块、粪块等引起阻塞外，基本上都是在管壁上发生的。最常见到的病理状态，其一是溃疡，其二是肿块。

所谓溃疡，是指管壁组织因为炎症、坏死、腐蚀而形成的缺损。这种缺损，有人形容它像在墙壁上挖了一个容纳祖宗牌位的“神龛”。在进行消化道造影检查时，这一缺损区域将被钡剂充填，形成一个向腔外突出的影像。这种影像在放射诊断学上有一个专门的术语，那就是“龛影”。

与溃疡所形成的组织缺损相反，肿块则是一个病理性的新生物，会占据一定的空间。肿块性病变，除了个别是由炎症性病变所引起的之外，大多数都是肿瘤。肿瘤向管腔内生长而占据一定的空间，作消化道造影检查时，被肿瘤占据的空间将不能被钡剂充填，于是，就形成了一个不能显影的缺损区域。这种显影不全的现象，在放射诊断学上有另一个专用术语，那就是“充盈缺损”。

自然的才是美的，钡剂在消化道内充盈多了、少了，都要引起我们的警惕，我们应该小心地鉴别和分析，让隐藏的病魔现身。

有时候，消化道内的病理现象并不单纯。例如，消化道的癌性肿块，由于生长速度太快，部分肿块组织可因缺血而坏死。这样一来，消化道将在肿块的基础上形成部分缺损，缺损区也可被钡充填而形成龛影。由于这种龛影在肿块所形成的充盈缺损中出现，所以会形成“腔内龛影”的奇观。腔内龛影是恶性肿瘤的特征性表现，与胃、十二指肠溃疡等良性病变引起的“腔外龛影”有质的区别。

既然钡剂在消化道内的充盈情况对诊断消化道病变非常重要，那么，我们就一定要注意防止被误导。例如，我们吃下去的东西，特别是吃了大量的柿饼在胃内形成的柿饼团，还有肠道内积存的粪石、粪块等也会形成充盈缺损影像。

因此，为了防止误诊和漏诊的发生，在进行胃肠道检查前，做好禁食、禁水及胃肠道内的清洁准备工作是非常有必要的。

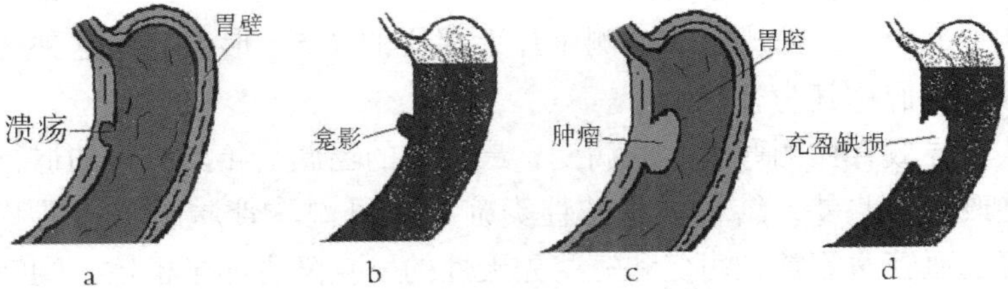

图12　a、c为解剖示意图，b、d为钡餐造影所见示意图

28　脊柱曲直应有度

柔和的曲线是美的，挺拔的直线也是美的，但如果高速公路恰似起伏的波浪、少女的身段全是笔直的线条，则会美感尽失。

在人体内，既有曲线，也有直线，它们的存在也要与生理相适应，否则，既无美感可言，也预示着病变的存在。

就拿脊柱来说，它由颈椎、胸椎、腰椎、骶椎和尾椎几部分共计31～33节椎骨相互连接构成，共同形成了人体骨骼的中梁。

从前后方向看，正常的脊柱应处于一条直线上，但如果从侧面看去，则应形成一条自然柔美的双“S”形曲线：颈曲向前，胸曲向后，腰曲又向前，骶、尾椎又一同构成了一个向后的曲线，这就是所谓的“正常生理弯曲”。

俗话说，做人要挺直腰杆。挺拔的脊柱既满足了维持生物力学平衡的要求，也体现了均衡、对称等美学意义。从另一个侧面来说，脊柱的所谓生理弯曲，当然是正常情况下应该存在的弯曲。它既满足了减缓行走、跳跃、跌落等动作对大脑震荡的需要，也体现了富有弹性、婀娜多姿的美学意义。

要是我们把它反过来，行不行呢？

该弯的不弯，该直的不直，不用我说，您也会感觉到这会有多别扭！但不幸的是，这些现象的确存在。

例如，在某些患者的脊柱正位片上，我们发现本应在一条直线上的脊柱，形成了像在侧位片上那样的“S”形弯曲。这种现象，我们称其为脊柱侧弯。

导致脊柱侧弯发生的病变，最多见的当属与年龄有关的退行性改变。此外，结核、化脓性炎症、类风湿、骨质疏松、转移瘤、血管瘤等常见病变和一些先天性的发育障碍如半椎体、蝴蝶椎畸形等，也会造成脊柱的侧弯。脊柱旁的一些病变，如肾周脓肿，腰椎也会出现侧弯。

这些不同的病变，各有其不同的临床表现、化验指标和影像学特征，将这些信息进行综合分析，就能够得到有效的鉴别诊断。

说完了该直的因病变而变弯，我现在再说一说该弯的变直。

在X光片上，如果发现了脊柱的一个或几个生理性弯曲变浅、变直或者消失，呈现出一种僵直的形象，甚至出现反向弯曲，这又预示着什么呢？

与导致脊柱侧弯发生的病变一样，引起脊柱生理弯曲变直的病变，最多见的还是退行性改变。最常出现生理弯曲变直的是腰椎段，因为腰是人体重要的运动枢纽，也是最易发生劳损之处，是椎间盘变性和突出的重灾区。

除了腰椎之外，颈椎也是一个比较容易发生生理弯曲变直的部位。随着电脑的普及，大家喜欢整天与电脑显示屏面对面，颈椎极易发生慢性劳损，引起颈椎病。颈椎那本应向前的生理性弯曲没有了，甚至变成了向后反弯，一点都不美。作为本书的读者，您可得注意了。

需要注意的是，脊柱的生理弯曲度也是有一定限度的。如果曲度显著加深就会像“宰相刘罗锅”一样，美感自然无从谈起，我们也就该分析一下，是不是有什么病变的存在。

事实上，不单是脊柱，身体的其他骨和关节，其轴线、轮廓及其相互关系都可以通过测量而进行精确的判断，都有一定的弧度或角度范围，曲直皆有度。比如，我们有时会作出如下的判断：足弓变浅，提携角增大，沈通氏线不连等。

29 多少细胞遭了殃

X 线会对人体产生不良影响，这几乎是人尽皆知的了。

大家都关心自己的健康，所以，在接受放射检查时，常有人提出“这次检查又会杀死我多少细胞”之类的问题，这是很正常的。但也有个别患者，对放射检查存在恐惧心理，拒绝必要的放射检查，这就有赖于我们去做一些说服工作了。

作放射检查时需要用到 X 线。X 线属于一种电离辐射，照射人体后，可以引起人体内的生物活性大分子如核酸、蛋白质等断裂、解聚，从而改变其结构形态，影响其正常功能的发挥。此外，辐射也可使体内产生对人体有害的自由基，从而间接地损伤甚至杀死组织细胞。因此，我们一定要注意放射防护问题。

在 X 线刚刚被发明的时候，人们对于 X 线的辐射危害认识不足，以致大家全无放射防护意识，许多医生和患者都出现了放射损伤，引起放射病。这是值得吸取的深刻教训。

然而，“一朝被蛇咬，十年怕井绳”却不是科学的态度，如何趋利避害才是我们应该努力的方向。事实上，大自然中广泛存在着辐射，只是由于没有超过一定的限度而不至于对人体构成危害，因为人体也存在着对抗辐射损伤的能力。人体内的细胞一直在进行着新陈代谢过程，每天都会有大量的细胞自然死亡，在一次必要的放射检查中杀死了几个“老弱病残”细胞，确实无须恐惧。

科学实验已经证明：辐射对人体的损伤与受照射的剂量存在密切的关系——剂量越大则损伤越显著；与受照射面积有很大的关系——受照射面积越大则危害越明显；与人体本身也有很大的关系——婴幼儿、性腺和淋巴等组织敏感、易受损伤。

这些实验结果告诉我们，只要我们将受照射的剂量严格控制在国家允许的范围之内，将受照射面积控制在必须的范围之内，严格控制照射时间，严禁不必要的重复检查，注意对婴幼儿以及敏感器官的防护，放射检查将不会对人体产生明显的危害；反之，将对人体健康构成威胁。

值得欣慰的是，随着科学技术的不断发展，通过使用高速增感屏等技术，特别是近年来影像增强器的广泛应用，目前在医学诊断上所需要的放射线剂量已经大大地减少了，因而在日常放射检查过程中，受检者的受照射剂量完全可以控制在远远低于国家允许的剂量水平之下。据说伦琴在为他的妻子拍摄人类第一张X线照片时，整整曝光了15分钟，而现在我们拍摄一张X线照片只需零点几秒甚至零点零几秒的时间。我们可以使用缩光器、遮光筒等尽量缩小患者的受照射面积，使用铅帽、铅围脖、铅橡皮等遮盖敏感的器官组织，使放射损伤的可能性进一步降低。

作为影像工作者，我们应努力提高自己的业务水平，做到在尽可能短的照射时间内完成诊断或治疗任务；我们也应加强职业道德修养，严格遵循放射检查正当化原则，不能因为要提高自己的经济收入而进行任何不必要的重复检查。

电算体层篇

一片一片切开看，病魔能往哪里藏

1　CT 为啥叫 CT

一谈到 CT，您可能会说：嗬，我早就听说了，它不就是医院里的一种检查吗？我的某某亲戚朋友还去检查过呢！

但是，要是问起您：CT 为什么叫做 CT，要是用中文来表达应该怎么说？您恐怕就似懂非懂，或者是一脸茫然了吧？

所谓 CT，如果用中文来表达，就是“电算体层成像”或“计算机体层摄影”。计算机体层摄影在英文里称为 Computed Tomography，将其缩写就成了“CT”。用简单的缩略词来代替复杂拗口的专有名词，已成为科学领域里的通常做法，于是，CT 就这么叫开了。

由于 CT 具有非常突出的优势，自它出现以来的 40 多年里，得到了广泛的应用并逐渐走向普及，在早期准确诊断疾病方面发挥了巨大的作用，CT 这个词已经深入人心。所以，如今大家都知道 CT 是一项了不起的检查新方法，能解决很多问题，如果换了其他说法反而让人不知所云了。

大家知道，普通的 X 线检查所看到的影像，是人体器官组织的重叠影像，一些病变就有可能被掩盖而出现漏诊。所以，人们就想到了要一层一层地看，于是就发明了体层摄影。

但是，普通的体层摄影有很大的局限性，它的密度分辨力很低，在这方面与常规的 X 线摄片相比，并没有什么改进。如果正常组织与病变的密度对比差别不是十分突出，它仍然无法分辨。对于腹部、头部等部位的器官组织病变，普通的体层摄影根本无法满足诊断要求，因此，其应用受到很大的限制。而且，横断面的体层摄影很难实现。

利用高性能计算机来辅助诊断人体疾病是 CT 的首创，也可以说 CT 是计算机技术发展到一定阶段的必然产物。

从“计算机体层摄影”这个名词可以看出，CT 实际上也是一种体层摄影。由于在成像技术上与普通的体层摄影相比有了新的突破，更由于有了计算机的辅助，它轻易地就实现了横断面的体层摄影。普通的体层摄影只是把焦点层面以外的影像模糊成为背景，因而不可避免地还存在相互的干扰，而 CT 则只反映扫描层面，完全没有其他层面的干扰，影像的精度得到了很大的提高。更难能可贵的是，CT 能调整“窗宽”、“窗位”，密度分辨力得到了空前的提高，原本在密度对比方面差别很小的器官组织，也可以在 CT 上显示出浓淡不同的清晰影像。因此，CT 极大地拓宽了 X 线诊断的适用范围。

有了 CT，人类第一次实现了将活生生的人体，在轻松舒适、毫无痛苦的状态下，像切萝卜一样，自上而下地一片片“切开来看”的愿望，许许多多的病魔就是在这样的“切片”下被发现了踪迹。

尽管 CT 还是利用 X 线来诊断疾病，但对比以往的 X 线诊断方法，它在技术上确实有了质的飞跃，原来的“X 线诊断学”已经很难将它涵盖在内。所以，有了 CT 之后，就逐渐有“影像诊断学”的提法，CT 单独成类，原来的“X 线诊断学”被称为“传统 X 线诊断学”，以示区别。

2 又一个诺贝尔奖

X 线的发现是一个划时代的伟大事件，因此伦琴获得诺贝尔物理学奖当之无愧。CT 的发明又是一个划时代的伟大事件，其发明者也应该同样无愧于获得诺贝尔奖，您说是吗？

如果说 X 线的发现带有很大的偶然性，那么，CT 的发明则走过了一段相当长的路程，凝聚了许多科学家的智慧。

1917 年，奥地利数学家雷登（Radon）用数学方法证实了三维物体可用其二维的投影集合来重建自身的图像。1938 年，弗兰克（Frank）描述了图像重建术在 X 线诊断中的应用。这些早期的设想虽然只是纸上谈兵，但也为以后 CT 的发明提供了理论基础和很好的启发。

1963 年，美国物理学家科马克（Cormack）提出了应用高灵敏度的探测器代替 X 线胶片，结合体层摄影的原理，将 X 线通过物体各点的衰减信息交由计算机处理，从而可能获得高分辨率图像的设想。

1967 年，英国电子音乐工业公司的工程师亨斯菲尔德（Hounsfield）在科马克研究的基础上，设计出了 CT 模型，并用工业 X 线管得到了脑标本的 CT 扫描图像，试验获得了成功。1969 年底，亨斯菲尔德开始研制样机，1970 年 8 月完成设计。1971 年 10 月，世界上首台头颅 CT 机在英国的 Atkinson Morley 医院完成安装调试并投入临床应用。1972 年 4 月和 11 月，有关的研究论文在英国放射学年会和北美放射学年会上分别被宣读，从此宣告了 CT 机的诞生。

CT 的发明开创了影像诊断学的新阶段，大大地扩展了 X 线诊断疾病的适用范围，人类第一次看到了活体的大脑切面图像，实现了划时代的伟大创举。

由于亨斯菲尔德和科马克在发展计算机辅助 X 射线技术方面取得了杰出成就，他们众望所归地共同获得了 1979 年的诺贝尔生理学或医学奖。

最初的 CT 由于扫描速度很慢，无法消除呼吸运动甚至是胃肠道运动的影响，所以只适合于对头部的检查。但 CT 图像的优势显而易见，从而激起了全世界科技界和医学界的极大热情，他们纷纷投入研究，取得了大量的研究成果，使 CT 技术在很短的时间内得到飞速发展，扫描速度大大提高，适用范围越来越广。

1974 年美国的莱德利（Ledley）设计出全身 CT 机，此后更是在短短的十几年内就出现了所谓的第二代、第三代、第四代和第五代的 CT 机。再后来，CT 技术的革新和功能的强大日新月异，已经失去了再进行分代的意义，CT 正以前所未有的速度在世界范围内走向普及。

3 CT 的基本原理

CT 机主要由三个部分组成：即扫描部件、计算机系统和图像显示存储设备。

扫描部件是 CT 机的心脏，由 X 线管、探测器和扫描机架组成。这一部分包括与普通 X 光机相类似的 X 线发生装置，但探测器和扫描机架是为 CT 机专门设计的。CT 机将 X 线球管发出的 X 线，通过准直器形成高精度的 X 线束，在设定的时间内围绕人体某一层面进行旋转照射，我们称之为扫描。但是，CT 不再使用 X 线胶片来记录穿透人体的 X 线信息，而是用大量的探测器在 X 线管的对侧同步记录 X 线穿过人体后的衰减信息。

计算机系统可以说是 CT 机的灵魂。由扫描探测器记录到的 X 线衰减信息，全部转换为数字信息，收集到高性能的计算机内贮存，并进行复杂的运算和进一步的处理。

图像显示存储设备是 CT 机与我们进行交流的界面。它能将经计算机处理后的数字信息转化为图像在显示器上呈现出来，也可用多幅照相机或激光照相机将图像拍摄下来、转录到 CT 胶片上供医生诊断。

由以上的介绍可以看出，我们所看到的 CT 图像，不是 X 线穿透人体后“摄影效应”所得的直接影像，而是由 CT 机处理后，重新建构的重建图像。正因为 CT 图像是根据计算机内的数字信息重建的，它就可以通过“后处理技术”将图像优化，并可得到不同灰度的图像，以满足我们不同的观察需要。

我们知道，X 线穿过物体后的衰减是由于物质的阻挡、吸收所造成的。每一种物质都有它固有的吸收能力，我们把它叫做吸收系数。物质的吸收系数与它的原子序数密切相关。CT 扫描能形成图像并用来诊断疾病，同样也是由于各个组织器官的 X 线吸收系数不同，从而形成密度上的差异。

在 CT 上，我们可以将不同组织的 X 线吸收系数进行精确测量，并用一个专用的公式将其量化，以“HU”作为计量单位，我们称之为 CT 值。这种计量方法，是将水的 X 线吸收系数设定为 1，将它的 CT 值取为 0HU，而其他组织的 CT 值则是根据它们与水的吸收系数差值来分别计算的。在人体内，密度最高的骨皮质的 CT 值约为 +1 000HU，密度最低的空气的 CT 值约为 -1 000HU。这样，人体内部最高与最低的 CT 值就有了2 000HU的层次差别。

但是，人眼对于黑白层次（也就是所谓的灰阶）的分辨能力是有限度的，我们的肉眼不可能分辨出2 000个层次，一般只能分辨 16 个层次，所以，CT 机就将一幅图像上的不同 CT 值分别转换成由白到黑的 16 个灰阶，供我们观察。您想想，人体内 CT 值范围有2 000HU，如将其全部显示在一幅黑白图像上，则每个灰阶代表的 CT 值范围为 125HU，也就是说，只有当器官组织的 CT 值差异大于 125HU 时才能区别，这在密度分辨上就与普通的 X 线片没有什么区别了。

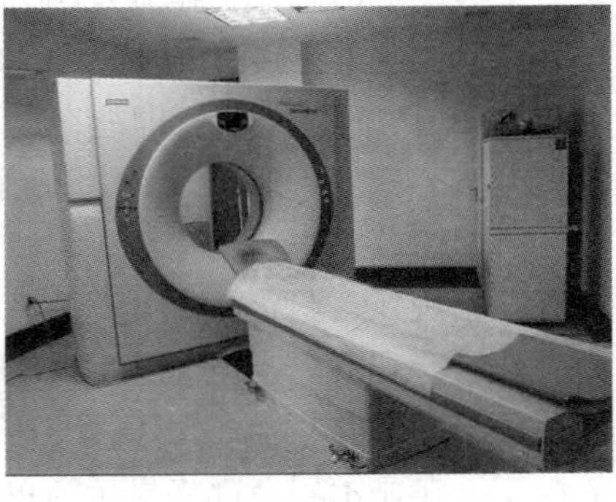

图 1　CT 机外观

当然，CT 肯定有“绝招”。绝招是什么？请听我慢慢跟您说。

4 CT 成像有绝招

在“CT 为啥叫 CT”一节中，我提到过 CT 能调整“窗宽”、“窗位”。这是 CT 的关键技术，也就是所谓的绝招，对于显示组织器官的结构细节非常有意义。

所谓窗宽，是指在显示器上 16 个灰阶所包含的 CT 值范围。前节说了，如果把人体内 2 000HU 范围的 CT 值全部显示在一幅图像上，它将与普通 X 线片的分辨力没有区别。那么，我们就换一个思路，如果限制了 CT 值的显示范围，密度差别不大的组织将得到有效分辨。

您可以算一算，如果我们限定窗宽范围为 1 000HU，则每个灰阶代表的 CT 值范围缩小为 62. 5HU；而限定为 100HU 时，则每个灰阶层次的密度差值仅为 6. 25HU，也就是说，当密度差异大于 6. 25HU 时各个器官即能在显示器上得到分辨。这样，它的密度分辨力就比普通的 X 线片提高了几十倍。

所谓窗位，也叫窗中心，是指以某一 CT 值作为中心水平进行观察。例如，脑组织的 CT 值在 35HU 左右，我们就以 35HU 为中心进行观察。当窗宽选为 100HU 时，则显示器上 16 个灰阶显示的 CT 值范围为 -15HU ~85HU 之间。CT 值超出 85HU 以上的组织，在显示器上都将显示为单一的白色，而 CT 值在 -15HU 以下的组织，则全部显示为黑色。这个 35HU 就是窗位。

说到这里，您可能又会迷惑：这样设定窗宽、窗位之后，岂不是有很多组织器官的影像，要么全都被黑化，要么就是一片白吗?

的确是这样！但是，您无须为此担忧。

CT 扫描后，计算机内储存了全部的数字信息，有了这些信息，我们就可以根据不同的目的，分别观察各个部分的影像。

当您想观察骨骼时，您就设定“骨窗”，让骨骼内部结构一览无余。例如，要观察颅骨时，可以设定300HU作为窗位，窗宽设定为1 000HU来进行观察，这时您不必理会脑实质全是黑乎乎的一大片。当您想看脑组织时，您就设定“脑实质窗”，可将窗位定为35HU，窗宽设定为100HU，将脑白质、灰质和脑室结构看个清楚，这时您则不用管它颅骨部分全是白茫茫的一圈。

当您要观察肺组织时，您设定“肺窗”，将肺的细节细细端详，不必理会其他内容；而要观察纵膈的内容时，您就要设定“纵膈窗”，这时您的目光就盯住纵膈观察，不必再考虑其他地方是黑还是白。

根据同样的数字信息，您可以根据需要随意调整窗宽、窗位，得到许多不同灰度的图像，您想怎样看就怎样看。这下，您就知道CT的“绝招”了吧！

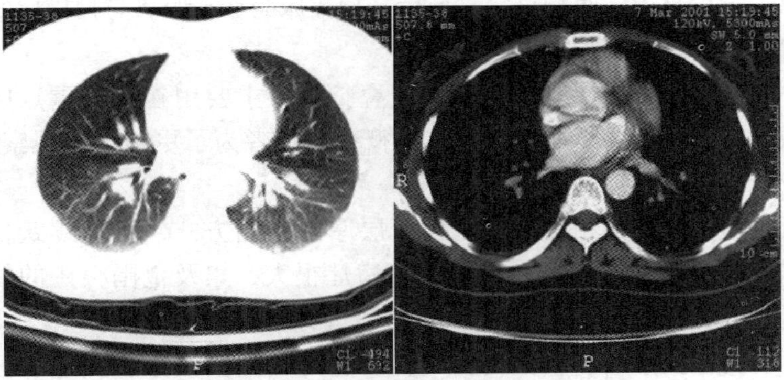

图2　左为肺窗，右为纵膈窗。观察的重心不同

5　CT扫描的方式

要理解CT扫描的方式，就要知道层厚和层距的概念。

所谓层厚，是指一幅 CT 扫描图像所代表的断面厚度，换句话说，它所反映的是有多厚的一层组织的密度信息构成了那一幅 CT 图像。

CT 扫描时，X 线束的宽度可以通过准直器进行调节。在老式的非螺旋扫描情况下，准直器所调节的 X 线束宽度就代表层厚，一般设定为 10 毫米（mm），也可以调节到 5mm、3mm，在螺旋扫描方式下，层厚与 X 线束宽度不再等同，可由探测器及相应软件应用进行调节，层厚常可小于 1mm。

层距，或称扫描间隔（螺旋 CT 则常改称为重建间隔），可以理解为上一层扫描图像与下一层扫描图像在纵向上的间隔距离。

CT 扫描的方式有以下几种：连续扫描、重叠扫描、跳跃扫描、目标扫描和动态扫描等。

通常的情况下，一般是采用连续扫描的方式，即层距等于层厚。意思是说，每扫描完一层后，扫描床的移动距离与扫描层的厚度相等。

当层距小于层厚时，即为重叠扫描。主要用在某些重点区域，增加较小的早期病灶发现的概率，或者为了更精细地观察、分析小病灶。

与重叠扫描相反，层距大于层厚的扫描方式，就是跳跃扫描。这种方式的扫描，主要用于病灶很大、累及范围很广的情况，或者在诊断已明确时，可以节省扫描时间。

目标扫描具有较强的针对性，它可只扫描医生感兴趣的区域，而对感兴趣区之外的人体其他层面不扫描或者只用较低的剂量进行较大间隔的跳跃扫描。它常用于脊柱、纵膈、胰腺、蝶鞍等部位的 CT 检查。

动态扫描的目的在于观察组织器官及其病灶的密度与时间的动态变化关系。动态扫描过程中，扫描床保持不动，在一定的间隔时间后进行重复的扫描，以了解器官的活动、对比剂充盈排泄以及同一层面在不同时间内的密度变化等情况。

随着螺旋扫描方式的普及，以及 CT 设备性能的飞速提高，在扫描方式和图像重建方法上已经日新月异。

6　CT 也拍 X 线片

CT 也拍 X 线片？岂非杀鸡用牛刀？

别紧张！且听我跟您说来。

CT 机拍下的“X 线片”并非 X 线穿透人体后直接照射在 X 线胶片上所形成的影像，而是利用 CT 机的探测器接收 X 线，再由计算机系统重建出来的数字化影像，故又称为计算机 X 线成像（Computed Radiology，简称 CR）。关于 CR，在本书的“影像发展篇”中还有专门的论述。

如果您看过 CT 片，您可能会发现，在 CT 片上常常有一幅很特别的图像，因为它不像其他的 CT 横断面图像，倒很像是缩小了的 X 线平片影像。这幅很特别的图像，就是 CT 机拍摄的 CR 像。

CT 机拍摄 CR 像并不是以代替 X 线平片为目的，而是为随后的 CT 扫描作准备的。在 CR 像上，我们设计出扫描方向、角度、层厚、层距、扫描范围以及扫描次数、延迟时间等一系列的扫描计划，CT 机就将在随后的扫描中忠实地按照我们所设定的计划完成工作。因此，CT 机拍摄的 CR 像，也被称为定位扫描像。

拍摄定位扫描像时，X 线球管也像在拍摄普通的 X 线平片时一样处于固定状态，无须旋转扫描。在 X 线球管放射 X 线的过程中，CT 检查床带着患者匀速地前进，CT 探测器所接收的 X 线衰减信息经过计算机的处理，就可重建出一幅所拍摄部位的前后重叠的平面图像，并在监视器上显示出来。

由于定位扫描像主要是为了设计扫描计划用的，所以在 CT

片上，我们所看到的CR像上常常都标记有一条条间隔不一的线条，一个个不同的数字。这些线条和数字就是扫描计划的标记，它为我们判断CT的横断面图像所代表的相对空间位置提供了有用的线索。

7 CT也用对比剂

看过“传统X线篇”之后，您已经知道，在X线摄影检查中，不用对比剂时照的片叫做平片。由于许多组织器官的自然对比很差，我们常常需要使用对比剂来提高组织器官的对比度，形成人工对比。这样的检查方法就叫做造影检查，照出来的片就叫做造影片。

经过前面对于CT的介绍，您也已经知道，CT检查的密度分辨力非常高，即使不用对比剂也能使在平片中没有对比的组织器官显示出清晰的对比来。那么，CT检查是不是就没有对比剂的用武之地了呢?

不是的。事实上，CT检查中，经常要用到对比剂。

不用对比剂时的CT扫描，叫做平扫，注射对比剂后所进行的扫描，则叫做增强扫描，简称为增强。

尽管CT检查的密度分辨力非常高，但仍有一些病变组织的密度，在平扫时与正常组织非常相近或者完全相等。例如，血管和增大的淋巴结在CT平扫上就很难分辨。此外，还有一些病变，比如肝癌和肝的血管瘤，单凭平扫也很难鉴别。在这样的情况下，使用对比剂就可以得到非常有用的证据，能够充分地将它们的不同性质反映出来。

为什么在CT检查中，注射对比剂后进行的扫描不叫造影而叫增强呢？这与它们的工作原理有关。

传统的造影检查，是将对比剂通过直接或间接的方法，引入检查的局部从而显露其轮廓范围。CT 检查使用对比剂的目的、方法都与传统造影不同，它是用静脉注射的方法将对比剂引入体内，让其随着血流循环全身，再根据循环时间，在对比剂到达需要检查的部位的适当时候，有针对性地进行扫描。可以分别扫描所谓的动脉期、实质期、门脉期、静脉期等不同时期的影像。再根据局部 CT 值增加的程度和持续时间，从而判断有无病变以及病变的性质。它不以显示整个器官的轮廓结构为目的，反映的主要是组织器官的血液供应情况，即血液供应越多的部位，CT 值增加的程度也就越大。所以，CT 扫描时使用对比剂不叫造影而叫做增强。

那么，是不是就没有 CT 造影这个概念了呢?

也不是的。一方面，CT 可以与一般的造影检查相结合，即按常规的 X 线造影方法引入对比剂后，再进行 CT 扫描。比如有 CT 胆囊造影、CT 肾盂造影、CT 椎管造影等。

另一方面，随着现代高性能计算机软、硬件系统的出现，CT 使用对比剂也可以实现显示整个器官形态轮廓和内部结构的目的。这个时候，我们就应该称其为 CT 造影了，如三维的 CT 血管造影、半透明化的 CT 胃肠道造影等。

8　为啥要测 CT 值

在前几节中，我们提过有关 CT 值的问题。CT 值是表示 X 线吸收的单位，人体内组织结构的 CT 值一般分为从 -1 000HU ~ +1 000HU 共 2 000 个 HU 层次；然而，由于人眼观察能力的限制，在 CT 图像上，一般只能显示出 16 个深浅不同的灰度。同时，根据观察目的的不同，我们所设定的窗宽、窗位也各不相同。这样一来，在一幅 CT 图像上处于同一个灰度层次的结构，实际上也就包含了多个 HU 层次的 CT 值变化范围。

换句话说，当相邻近的组织结构由于CT值相近，而在CT图像上处于同一个灰度层次时，它们将无法在图像上得到分辨。此外，由于采用不同的窗口技术，同样的组织在不同的CT图像上也会表现为不同的灰度。这时，假如我们能测量一下真实的CT值，就可以反映出它们的真实密度差异，从而弥补我们肉眼观察的不足。

从另一个角度来说，由于人体内的组织结构一般都有其特殊的CT值范围，因此，测量CT值还有鉴别组织结构性质的作用。例如，当一个脏器发生病变，尽管这种病变组织与其周围的正常结构有非常明显的密度差异，能够比较轻易地在CT图像上显示出来，但我们在判定它的性质时却遇到了困难，这时，测量CT值就有非常重要的意义了。

举一个具体一点的例子。当我们在某一位患者的肝脏内，发现了一个比较局限的低密度病灶，这个病灶与周围肝脏有明显的对比，所以很容易被发现。但是，单从CT图像上来看，我们无法准确地判断：这个病灶到底是含水的肝囊肿，还是含脓液的肝脓肿。这时，我们只要简单地测量一下这个病灶的CT值，问题就会迎刃而解。因为，脓液的CT值较高，在20HU~30HU的范围，而囊液的CT值较低，一般只在0~15HU。有了这个数据，诊断就容易多了。

值得注意的是，CT值是具有一定变化范围的数值，从上面的介绍也可看出。由于个体的差异、机器的原因、部分容积效应以及其他干扰因素的存在，我们不可将CT值绝对化，还需结合其他资料进行综合分析。

9 挣脱电缆的束缚

在传统的CT设备上，对X线管的供电，是通过高压电缆与高压发生器相连的。X线管在对人体进行旋转扫描的过程中，由于电缆的关系，它的旋转受到了很大的限制，只能是向一个方向旋转一定的角度后，再向相反的方向旋转同样的角度，是一种往复式的旋转扫描。

这种往复式的旋转扫描方式，有一个致命的缺点，那就是：它每一次的扫描都必须经过启动、加速、匀速取样、减速、停止几个过程。扫描一层后，再向相反的方向重复同样的过程，扫描速度无法提高。

能不能挣脱电缆的束缚？

这一设想，在最初的阶段被认为是异想天开。因为，大家很自然地想象到：没有了电缆的供电，X 线管岂不是像断了线的风筝？

可是，挣脱电缆束缚的设想最终却变成了现实。真是只有想不到的，没有做不到的！

怎么样实现挣脱电缆束缚的设想呢？这得归功于“滑环技术”。

所谓滑环技术，就是利用一种环形的滑动结构，通过电刷和滑环的接触，来处理扫描机件旋转部分与固定部分的供电和信号传递问题。这有点像公共电车，通过集电杆和架空电缆的接触，电车可以开行到城市的每一个角落，并不需要从电车总站拖着长长的电缆开出。

没有了电缆这条“锁链”的羁绊，CT 机便可实现单向连续性的旋转扫描——螺旋扫描。一种全新的 CT 机——螺旋 CT 机也就宣告诞生了！

螺旋扫描技术对比我上面讲的几种扫描方式有了根本性的，或者说是革命性的改进。它不再需要一层一层地加速和减速，而仅需要一次的启动、加速过程，就可以实现整个扫描区域的数据采集。扫描开始以后，在快速螺旋扫描的同时，扫描床（患者）匀速平移并采集原始数据，扫描速度得到了空前的提高。

值得注意的是，由于螺旋扫描不是一层一层地间断性地采集数据，而是连续螺旋性地采集数据，因此它得到的是一种体积数据，即三维的信息，所以螺旋扫描方式也被称为“容积扫描”。这一点与传统的CT扫描存在根本的区别。

由于螺旋扫描的扫描速度大大提高，从而显著减少了人体内脏因运动而造成的假象（移动性伪影）。同时，由于是容积扫描，螺旋CT避免了层与层之间的遗漏，三维数据的采集也使得三维图像和多平面重建图像的质量大为提高。

10 薄一点，再薄一点

众所周知，电脑显示屏和电视机上的图像，以及现在越来越常见的数码相片，都是由一个个点构成的，这一个个点就是“像素”。CT影像是由数字信息重建的图像，同样也是由一个个像素构成的。

这一个个像素整齐地排列成一个庞大的阵列，我们称之为矩阵。通常的矩阵大小是256×256、512×512或1 024×1 024，也就是说由横竖这么多个点（或者说是像素）构成。如果点阵太小，图像就会很粗糙，点阵太大，对机器的要求则成倍增加，成本也增多。

我们知道了CT的基本原理，它是一层一层地扫描，每扫描一次得到一层图像的。反映到每一层CT扫描图像上的人体组织，实际上是有一定厚度的。虽然螺旋CT得到的是一种体积数据，但其重建的图像也是代表一定的厚度的。

那么，在CT图像上的每一个像素代表着什么意义呢？

实际上，CT图像上的每一个像素，代表着人体组织内有长、宽、高数值的一个体积单元，反映着这一个体积单元的密度信息。我们称这个体积单元为“体素”。从这个意义上来说，有点像 X 线平片将立体的人体结构，重叠显示成为平面图像。

打个比方：我们设定 CT 图像上的每一个像素大小为 $1 \times 1mm^2$，把扫描层厚定为 10mm，那么，这个像素所代表的体素体积，就是 $1 \times 1 \times 10mm^3$。在这个体素内的组织，实际上可能是由多种不同密度的组织结构构成的。

每一个像素上的 CT 值是其所代表的体素的平均值。如果病灶所占的体积较小，或者病灶的边缘只占所测体素的一部分时，则所得到的 CT 值与病灶的真实 CT 值就存在误差，甚至明显不符，这就是所谓的“部分容积效应”。

换句话说，由于这一体素本身的密度是不均匀的，既有高密度的部分，也有低密度的部分，CT 机把它们综合起来，显示出来的图像就既不是高密度阴影也不是低密度阴影，而为中等密度阴影，也就是说影像失真了。

如何解决这个问题呢?

一方面，我们可以将点阵加大，如由 512×512 变为 $1\,024 \times 1\,024$，这样，一个像素分成了 4 个像素，CT 图像理所当然地就能更好地反映出病变的细节。

另一方面，那就是薄一点，再薄一点，将厚度由 10mm 减至 5mm、2mm、1mm、0.5mm，甚至更薄，这样每一个体素的体积就大大地缩小了。尽量提高病灶所占比例，使 CT 值接近于真实值，撕脱病魔的伪装，将其暴露出来的机会就会大大增加。

这种减薄技术，对于显示细致的结构如中耳听小骨，对于显示细小的早期癌瘤，都是非常有意义的。

11　快一点，再快一点

您知道，人体是有生命的机体，体内的器官有自己的运动规律。心脏的搏动、呼吸的运动、胃肠的蠕动等，常常会影响到

CT 影像的清晰度，即会形成移动性伪影。

大家一定都听说过冠心病，其发病率颇高。这种病动不动就弄得人心绞痛、心肌梗死，抢救不及时则很容易引发死亡。更为严重的是，有些患者平常症状不明显，但却可能因为某种原因的诱发而突然死亡。

心脏一刻不停地跳动，为全身各个组织器官提供生命的血液，但它本身也需要冠状动脉为它供血。冠状动脉发生粥样硬化，变得狭窄甚至被堵塞，就是发生了冠心病。

如何判断冠状动脉通畅情况，正确评估冠心病的严重程度，以利于制订正确的治疗方案和推测预后，一直是医学研究人员潜心研究的课题。

一般的照片和透视根本无法观察到冠状动脉。冠状动脉造影倒是能很好地观察冠状动脉的状态，是评价冠状动脉通畅情况的“金标准”，但其危险性很大，风险很高，患者创伤较大，费用昂贵。由于 CT 的卓越功能，人们自然想到用 CT 来取而代之。

然而，心脏搏动的频率很快，且不受人的主观意识控制，对于常规 CT 来说，心脏搏动的伪影根本无法消除，冠状动脉的影像根本不可能得到显示。

怎么办呢？

我们知道，电影放映时有慢动作镜头。它是怎么实现的呢？就是拍摄时，用超高速度，放映时用普通速度，这样就连子弹出膛的瞬间都可以显示得清清楚楚了。

您想，CT 扫描对冠状动脉显示不好不就是因为速度不够快吗？那我们想办法提高速度。扫描速度超过心脏的运动不就可以了吗？那么，如何提高速度呢？

一种方法是采取多层螺旋扫描方式。4 层不够就用 8 层，8 层还不够就用 16 层，之后又陆续推出 32 层、64 层，以至于目前出现最高 640 层的多层螺旋 CT！

另一种方法是用超高速的“电子束 CT”来扫描，但这个方法目前已基本上退出市场。相反地，现在又出现了新的非螺旋方式，通过增加 X 线束和探测器宽度的方式，无须移动床面，一次旋转扫描就能得到整个心脏、冠脉等脏器全部的密度信息，它代表超高端 CT 发展的一个新方向，其扫描方式和处理速度却不是传统的往复式旋转扫描所能够比拟的。

总之，快一点，再快一点是人们的共同要求。一个目标实现了，新的更快的目标又出现了，新的动力也就出现了。人们的要求永无止境，科技的发展也永无止境。

12　出现了新的问题

好了，为了把病魔暴露得更清楚，您要求扫描矩阵大一点，再大一点；扫描层面薄一点，再薄一点；扫描速度快一点，再快一点……

这些要求没有错，这些目标也的确在逐渐实现。

但是，这样一来，对机器性能的要求在成倍增加，运行成本也在不断增加。

您可能会说，这个顾虑算不得什么。因为，随着科技的发展，机器的性能提高很快，成本并不见得会高到哪里去；而且，人们的经济收入和生活水平提高得也很快，成本高一点也无所谓。

您说得对，但不容置疑的是，成本始终还是一个需要考虑的问题，也是高性能 CT 机不能很快普及应用的制约因素。

此外，还有一点您可能根本没有想到：信息量爆炸了！

拿胸部的检查来说，作一次普通的胸部摄片，只有一两幅图像；而用普通 CT 一层一层地扫描，会出现几十幅图像；当用高速薄层的多层螺旋 CT 检查时，可能会形成成千上万幅图像！现在的机器很厉害，它很快就给您显示出来了。但是，这么多的图像放在您面前，摆都摆不开，怎么看得过来？

设想一下：如果真要您每天面对成千上万张 CT 图像，在里面一张一张地仔细搜索，一张一张地去寻找病魔的踪迹，那么，就算您能做到不厌其烦，工作效率之低下也将令您无法忍受。您可能也会说："这样搞法，岂不又成了大海捞针？"

退一步讲，就算您通过"砂海淘金"式的艰辛努力，在无数张图像之中终于找到了病变组织，但面对这么多薄薄的切片式的影像，要在脑海中形成病灶的完整形态恐怕也很困难。这样一来，众多的影像资料反而成为诊断的不利因素。

新的问题已经出现了，我们应该怎么办？

13 重新叠加起来

别急，办法总比困难多。电脑功能多多，还是请电脑来帮帮忙吧！

现代 CT 机配备有高性能的计算机设备，具备强大的图像后处理功能，包括窗口调节，图像放大，病灶测量、标记与计算等功能，其中图像的三维重建和多平面重组为快速勾画病灶特征起到了特殊的作用，可以解决前面提到的新问题。

图像的三维重建是由特殊的图像处理软件完成的。根据需要显示的组织器官的不同、根据观察目的的不同，我们可以依照不同处理软件的特殊要求，在已经获得的平面扫描图像中作出适当的选择，设定合适的窗宽、窗位、成像范围以及成像模式等多个参数，确定之后，三维成像软件就会按照我们的要求进行运作，将许许多多的平面图像数据进行叠加、转换，最终形成组织器官的三维立体影像，非常清晰直观，从而有利于显示复杂结构的完整形态。

三维重建的具体技术有多种，如表面遮盖显示、最大密度投影、最小密度投影、腔内重建技术、容积显示、射线总和投影等，各有其特色，适用于不同的显示目的。这些过于专业的技术，一般人没有必要搞得很清楚，在本书中我就不再详细地介绍了。如果您真有决心搞清楚，可以从一些专业的书籍中寻找到答案。

多平面重组（MPR）是指将计算机中已经存储的各个横断面图像的数字信息重新提取出来，重新组合成为其他层面（如矢状面、冠状面、斜面或任意曲面）的图像。

我们知道，CT 扫描图像一般都是横断面或者称为轴位图像，好像是用刀将人体横着切成的一片片影像。用多平面重组技术所形成的矢状面图像，就像是用刀从前后方向纵行切割人体所形成的一片片影像，而冠状面的图像则像是用刀从左右方向纵行切割人体所形成的一片片影像。这些图像虽不是立体影像，但由于获得了从不同的侧面观察病灶的机会，结合轴位图像也有利于在我们的脑海中产生立体的概念，它们比单纯的横断面图像看起来也直观多了。

而任意曲面的重组图像则使我们有可能更直观地观察到特殊的组织结构影像，如可以显示出血管的行程，使血管重叠所造成的假象得以消除，对于观察血管内的偏心性钙化以及掩盖血管的重叠结构非常有用。

14　只留下想看的

看过用三维成像软件重建的三维 CT 影像，您一定会觉得既新奇又兴奋。因为您见到，人体内的脏器一个个展现在您的面前，是那么地清晰、直观。

但是，您可能又会马上发现另一个问题：由于三维成像软件对影像信息的叠加，又可能形成新的重叠，对比较深在的病变局部显示又可能形成新的影响。如此看来，好像是走过了一个轮回，又回到了起点，矛盾真的是无处不在。

对于这个问题，有什么解决办法吗？

事实上，事物的发展总是螺旋上升的，轮回过后，并非回到原来的起点，而是上升到一个新的、更高的层次。

不错，CT 三维成像软件所形成的立体影像，往往属于多个组织器官的重叠影像，浅层的影像遮蔽了深部的器官影像，不利于对深部器官的观察。但这种重叠影像与 X 线平片的重叠影像却远不是一回事，因为 CT 的立体影像属于重建的数字影像，而数字影像是很容易在计算机、工作站上进行再加工、再处理的。

要想观察深部组织器官的三维立体影像，我们可以应用专门设计的计算机图像处理软件，对已经形成的三维立体影像进行再加工。其方法是：将浅层组织器官的数字影像进行“切割”，形成一个个不同大小、形状的“观察窗口”，深部组织器官的影像就能够得到显示，这种开窗式的切割观察方式在模拟手术过程中特别有用。

除了这种窗口式的切割之外，还可以进行矢状面或冠状面的完整剖开，当然也可进行横断面的完整剖开。这样，深部组织器官的立体影像就能比窗口式切开得到更加清晰的显示。

更令人惊奇的是，我们可以更进一步地将浅层的组织器官完全剥离，只留下我们想看的深部器官或病变组织的完整立体影像，让您看个明明白白。

更加妙不可言的是，在图像处理中，我们还可以将感兴趣的深部器官或病变组织的立体影像进行多方位的旋转观察，“上下左右，仔细端详”，形成动态的影像记录，从而精确而直观地反映出病变部位与周围组织器官的相互位置关系，为确定治疗方案提供有力的参考依据。

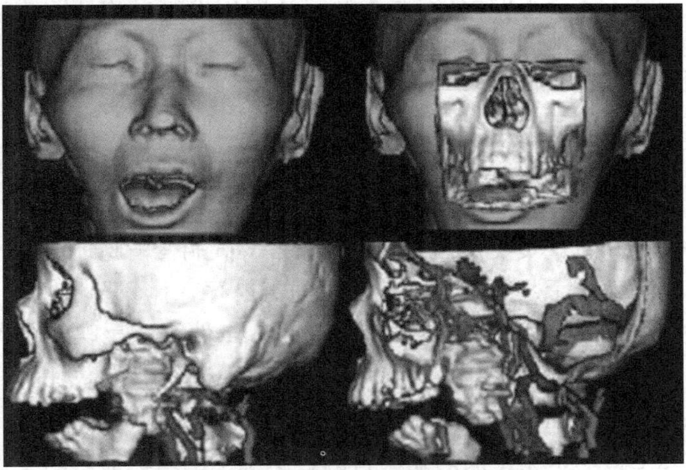

图 3　显示 CT 三维重建图像及开窗观察

15　给点颜色瞧瞧

有人说：“其实人人都好色。”这话不无道理。

不是吗？人们不满足于黑白电影而要观赏彩色电影，不满足于已经购置的黑白电视机而追求大彩电；向往着湛蓝的天空、碧绿的水面，向往着七彩云霞、满园繁花；琢磨着将多年前拍摄的黑白旧相片加工成彩色相片，甚至还琢磨着将有点灰蒙蒙的房屋外墙刷上色彩鲜艳的新油漆……追求色彩，似乎是人们的天性。

同样，人们看够了 CT 的黑白影像，也想着将 CT 图像换成彩色的。

能行吗？

CT 图像是一种数字影像，而计算机是真正“玩弄数字游戏”的高手。您想要看彩色的 CT 图像吗？就让计算机给您一点颜色瞧瞧！

事实上，所谓的彩色 CT 图像与我们拍摄彩色相片的原理并不一样。它反映的不是组织器官的真实颜色，而只是用惯用的比较相近的颜色去模拟，因而被称为“伪彩色”。例如，我们习惯于将动脉血管的影像转换为红色，将静脉血管的影像转换为蓝色，将胆道系统转换为黄色，将骨骼、牙齿转换为白色，而将肿瘤组织转换为紫色等。

我们知道，要使各种不同组织器官及其病变清晰地显示，关键的问题就在于，组织器官相互之间需要存在比较明显的对比。通过计算机人工地赋予 CT 图像伪彩色，虽然不能反映组织器官的真实颜色，但对于清晰地显示病变来讲，这些伪彩色比真实的颜色可能更有优势。这是因为这些伪彩色是由我们人工设定的，所以完全可以根据不同的显示目的，赋予不同组织器官以更加醒目的对比色，从而更加容易相互区分。

那么，怎么样赋予 CT 图像伪彩色呢？

要知道，人体内各个不同的组织器官具有不同的密度，表现在 CT 图像上就是具有不同的 CT 值。在作 CT 增强扫描时，经血管注射对比剂后，在一定的循环时间后，由于在动脉内、静脉内以及在实质性组织内所含对比剂浓度存在差异，它们的 CT 值增高（也

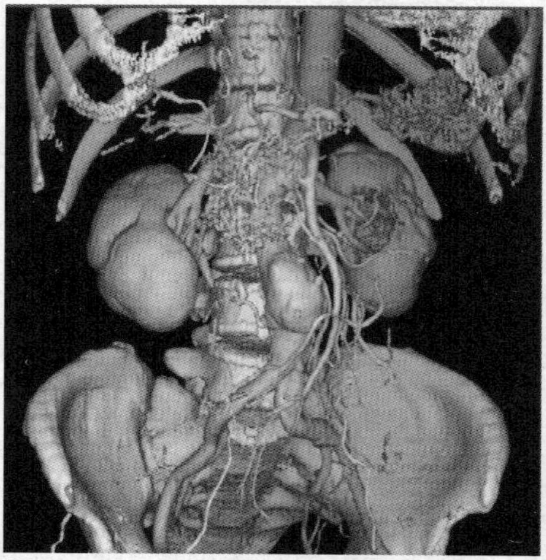

图 4　CT 三维图像将骨骼与血管分别以伪彩色显示

就是增强）的程度也会各不相同。这些密度或 CT 值的差别，就是计算机进行伪彩色处理的依据。

我们可以在控制台或图像工作站中给计算机下达明确的指令，将具有某一个 CT 值范围的组织（如动脉）赋予一种颜色，而将具有另一个 CT 值范围的组织（如静脉）赋予另一种颜色，计算机就会按照我们的意愿实现颜色的转换，从而使在黑白灰度图像上对比不够鲜明的不同组织器官得到清晰的显示。

16　钻到里面看看

我们知道，能够观看到活体的断面图像是 CT 的重要优势。然而，断面图像也有缺点，即它难以直观地反映出人体内部的整体形象，特别是对于人体内的空腔器官，如胃肠道、气管、支气管等内表面的显示来说，CT 图像就不尽如人意。

要清晰地观察到人体空腔脏器内表面的影像，可以采用内窥镜检查。关于这个问题，在本书的“影像发展篇”中还将有所描述。但在作内窥镜检查时，必须将粗如小拇指的、长长的内窥镜插入体内，操作繁杂，患者承受的痛苦较大，有些患者根本无法忍受，有些部位内窥镜也根本无法插入。

能不能做到既无须插入内窥镜，又能很好地观察到空腔脏器内表面的整体影像呢？

令人欣喜的是，这似乎有点过分的要求，现在也能得到满足。这就是采用虚拟内窥镜技术（Virtual Endoscopy，简称 VE）。

所谓虚拟内窥镜技术，也称仿真内窥镜技术，是一种特殊的 CT 检查新方法。它以螺旋 CT 容积扫描数据为资源，采用特殊的计算机软件，对空腔器官内表面具有相同 CT 值的部分进行立体重建，模拟光学纤维内窥镜效果，用黑白灰度或附加伪彩色的方式，显示人体腔道内静态或动态的三维解剖学图像。

与真实的内窥镜检查相比较，虚拟内窥镜技术具有以下的优势：①无须插镜，为无创性检查方法；②没有检查盲区，闭塞或狭窄的远端病变也能得到显示；③可模拟纤维内镜的检查过程，呈现出逼真的三维图像；④结合横断面图像以及其他三维重建图像，还能很好地显示腔外病变，尤其是对黏膜下病变的诊断明显优于纤维内镜等传统的检查方法。

除此之外，虚拟内窥镜技术的适用范围比真实的内窥镜检查更大。如血管虚拟内窥镜，不但可以显示主动脉及其主要大分支的管腔是否狭窄、阻塞，出现粥样斑块和血栓，而且可以显示到3～5级的小分支；不但可以显示小至3毫米的颅内动脉瘤，而且可以显示夹层动脉瘤的真、假腔，内膜瓣及破裂口。这是传统的内窥镜检查所无法企及的。

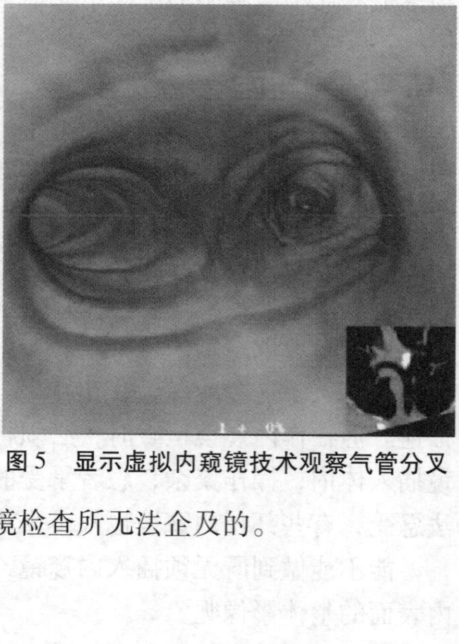

图5　显示虚拟内窥镜技术观察气管分叉

17　重新认识非螺旋

前面讲过，CT机挣脱电缆的束缚而实现螺旋扫描，是CT技术发展历程中的革命性改进。然而，CT最佳的扫描方式是否一定就是螺旋方式呢？

其实不然。由于探测器宽度的限制，螺旋CT扫描时，扫描床必须以一定的速度向一个方向移动，要完成任一器官的三维容积数据采集，必须扫描多圈才能够完成。尽管现代高性能的螺旋

CT 机扫描速度已经非常快，但因动床、患者呼吸运动和扫描范围的限制而造成的病灶错位、漏扫和移动伪影等情况仍然不可避免。

怎么办呢？众多科技人员经过共同探讨，觉得有必要重新认识非螺旋的扫描方式。

当然，不是说要否定螺旋扫描，更不是要回到早期的往复式扫描方式。

目前，非常有成效的具体解决办法，是通过增加探测器排数和宽度（可达 16cm 以上的覆盖范围）的办法来实现。这样一来，扫描床不必移动，即可完成某个器官（如心脏）的完全覆盖。换句话说，这时的 CT 扫描轨迹已经不是螺旋，而是一个单圈，甚至有可能半圈即可。

令人振奋的是，一圈甚或半圈的扫描便能获得全器官的全信息数据，重建整个器官的图像，扫描速度就更快了，且避免了螺旋扫描因患者水平位置运动带来的移动数据误差、图像构成的时间差以及重复扫描带来的辐射剂量。而在设定的不同时相上，重复一定次数不动床的容积扫描，就能够实现完整器官的动态容积功能成像。

可以说，这样的新型 CT，就好像一台窥视人体内部的数字摄像机，能够对人体内部结构进行四维动态观察，即除了能够重现人体脏器的三维立体结构外，还加上了时间维度，能以动画方式反映整个器官的运动、功能、血流运行和灌注等情况。

18　动态增强分良恶

在“CT 也用对比剂”一节中，我们讨论了 CT 增强扫描的意义；前一节中也提到了动态观察。

您也许还记得，CT 增强扫描的方法，是通过静脉注射对比剂，使其随血流循环全身，再根据循环时间，在对比剂到达需要检查部位的适当时机，有针对性地进行扫描。在 CT 扫描区域，血液供应越多的部位，对比剂也多，CT 值也增加得越大。因此，CT 增强的程度主要反映组织器官的血液供应情况。

不仅如此，CT 增强的程度还存在一个“时间密度曲线”，即有一个动态变化的过程。换句话说，扫描的时机不同，扫描区域内各部位的 CT 值差异也是不同的。不同的组织器官、不同性质的病灶，其 CT 增强的时间密度曲线也带有其相应的“烙印”，这个“烙印”实际上代表了组织器官或病灶的血供模式以及血液流动的速率。这就为我们鉴别某些病变提供了一条途径。

为了说明这个问题，我想举一个很平常的例子。

肝癌是肝脏内最常见的恶性肿瘤，肝血管瘤是肝脏内最常见的良性病变，在日常的 CT 检查中，这两种病变都会经常见到。

众所周知，良、恶性肿瘤在治疗方案的选择上大不一样，肝癌和肝血管瘤的预后也截然不同，正确区别这两类病变是我们必须要完成的功课。由于肝癌和肝血管瘤在 CT 平扫图像上一般都表现为低密度病灶，与正常肝组织存在密度差异，所以，我们能比较容易地在 CT 平扫图像上，发现这两种病变。但是，仅靠 CT 平扫图像来鉴别我们所发现的病灶影像，到底是肝癌还是肝血管瘤，却并不容易。

怎么办呢？借助于 CT 动态增强扫描，这两种病变的鉴别问题就变得简单多了。

在注射对比剂后的不同时相，进行 CT 动态增强扫描，通过对多幅图像的综合分析，我们就可以发现肝癌和肝血管瘤 CT 增强的时间密度曲线很不相同。

具体说来，肝血管瘤是由病态的血管团构成的，血流从周围向中央流动，所以 CT 增强首先是从病灶的边缘部分开始，逐渐向中心部分扩散，显示出“渐进性增强”的过程；由于肝血管瘤内的血流速度缓慢，其增强后的维持时间长，呈所谓的“早出晚归”现象。

而肝癌病灶的血供丰富，主要接受肝动脉供血，与肝血管瘤相比，其血流速度较快，因此，其 CT 增强的特征为早期一过性的强化，然后强化程度迅速降低，时间密度曲线表现为速升速降型，或称为“快进快出”现象。

毫无疑问，在 CT 动态增强扫描中发现了这些具有特征性的信息之后，鉴别肝内良、恶性病变的目的就能够实现了。

19　精确活检有保障

您是否听说过“活检”?

所谓活检，全称是活体组织学检查。它是指在患者的身体中，取出一块具有活力的病变组织，在显微镜下进行组织学和细胞学的分析判断，从而确定病变的性质。

对于疾病的诊断，如今已有多种方法，如临床检体、化验、影像等，这些手段都非常有用。但对于某些病变，特别是肿瘤，上述的手段怎么也无法达到组织学上的确诊。

为什么一定要实现组织学上的确诊呢?

因为不同的疾病要用不同的治疗方法，这是毫无疑问的。对于肿瘤来说，良、恶性肿瘤的处理方法、预后完全不同，如果不能早期确定诊断，等到病变发展到一般的检查方法都能一目了然地作出恶性肿瘤诊断的时候，治疗的时机往往也就错过了。

但不幸的是，各个器官的肿瘤在早期阶段，在临床上往往都没有症状，化验检查也往往难以提供足够的有用信息，影像学检查虽能发现病变，但仍可能缺乏有力的鉴别征象，无法判断肿瘤的良、恶性。在这种情况下，活检就成了确定诊断的有用手段，能起到“一锤定音”的作用。

然而，对于一个疑诊为恶性肿瘤的病灶进行活检，就一定能够作出肯定的诊断吗？

不一定！为什么这么说呢？

作组织活检时，我们不可能把器官切开来，找准病灶，切下一大块去进行检查；而是远距离穿刺，仅仅取出很小的组织块，以防对身体产生不利的影响。由于恶性肿瘤发展非常迅速，常常可能出现中心坏死、液化，也可能合并有感染，而且，早期的病灶往往较小，周围的不远处就是正常的组织。这样一来，如果定位不太准确，您辛辛苦苦穿刺出来的组织很可能就是这些坏死组织、炎性组织，甚至是正常组织。

假如出现了这样的结果，岂不糟了？不作活检还好，因为我们对这个病灶是不是恶性肿瘤，还保持着一定的警惕；一旦作了活检，由于没有发现癌细胞，我们就认为这个病灶不是恶性肿瘤了，而按照错误的活检结果去治疗，其后果真是不堪设想！

因此，活检时的精确定位非常重要。要实现定位穿刺，当然要用到影像学设备。

通常，对活检进行定位指导可用电视透视。由于它方便快捷，费用低廉，对于一般的病灶，大致都能够准确定位。为了增加检出率，在透视下也可调整针尖，多靶点取组织。

对于细小的病灶，透视还是有些力不从心。而超声检查有所帮助，但有些情况下也难以令人满意。

这时，CT 出场了。由于 CT 定位活检费用比较昂贵，一般情况下应用似乎有些奢侈；但由于它的密度分辨力很高，能够比较直观地分辨出不同性质的组织，同时也能够非常方便地精确度量病灶与穿刺处的距离、方向和角度，穿刺的成功率自然是比较高的。

随着科技的不断发展，在 CT 机上还出现了定位系统，能够根据 CT 扫描的图像，用激光束为我们指引一条到达病灶的最佳路径，从而保障了精确活检的实施。

磁共振篇

质子电子共振荡，磁场里面有磁场

1　一种新型的“CT”

看完上一章，您应该对CT有了比较清楚的了解，对CT的神奇功能产生了深刻的印象。这一章，我要讲的是一种比CT更新的影像学方法，可能比CT更神奇！它同样是“计算机体层摄影”，应该被称为CT，而且比CT更“CT”，但它不叫CT。

我这么一说，您可能被弄糊涂了。影像学的发展速度惊人，的确叫人“看不懂”。

这到底是一种什么样的检查新方法呢？那就是磁共振成像（Magnetic Resonance Image，MRI）或者干脆简称为磁共振（MR）。有的学者为了强调它与CT的相似特性，也将MR称为MR－CT，而将CT称为X－CT。

为什么呢？

首先，从MR机的基本构成，您就可以发现它与CT机的很多共同之处。

MR机与CT机一样，由以下三个主要部分组成：即扫描部件、计算机系统和图像显示存储设备。而且，MR机的计算机系统和图像显示存储设备与CT机几乎是一样的，执行的任务也相同。如果说有区别，基本上只存在于软件部分。

其次，MR机也能实现人体组织器官的断面成像，即也能将活生生的人体，在轻松舒适、毫无痛苦的状态下，像切萝卜一样，一片片“切开来看”。更为神奇的是，它不单像CT一样能进行横断面的扫描成像，还能进行矢状面、冠状面甚至是任意斜面的扫描成像。也就是说，它不单可以将人体横着切，也可以将人体纵向切成前后方向，或者左右方向的片片，还可以爱怎么切就怎么切。因而说它比CT更“CT”。

然而，MR机与CT机有着本质的区别，那就是它不再需要

X 线发生装置。没有了 X 线，辐射防护就是多余的了，您也就不用再担心“那该死的”X 线杀死了您多少个细胞了！

那么，不采用 X 线，MR 机用什么来取得人体内部的结构信息呢？答案就是：用磁场。

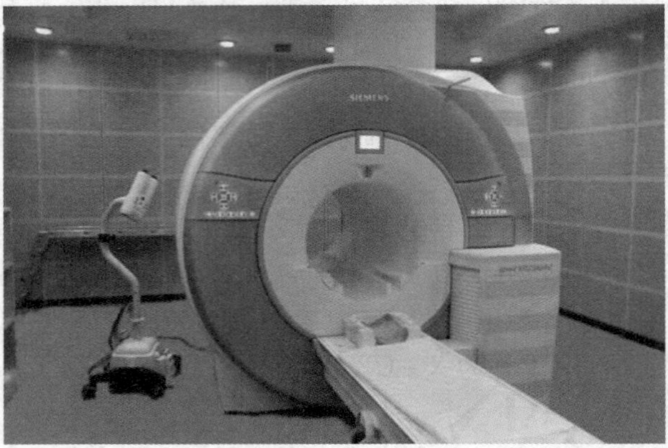

图 1　MR 机外观

2　无处不在的磁场

众所周知，我们赖以生存的地球本身就是一个磁体，它形成了一个巨大的磁场。很多鸟类需要依靠地磁场来确定它的迁徙方向；我国古代四大发明之一的指南针，指引着一代又一代的探险者，寻找他们心中的梦想。从地磁现象出发，科学家们发现，宇宙中所有运行着的天体，包括恒星、行星及其卫星也都存在着或强或弱的磁场。

大自然中，广泛存在着电的现象，我们的日常生活更是与电息息相关。而磁场与电场就好像是亲密的孪生兄弟，彼此形影不离。比如，带电导线的周围有磁场，无线电波的发射，发电机、变压器的运转等，无一不存在磁场的作用。风驰电掣的磁悬浮列车，更是让人感受到磁的世界激动人心的一面。

然而，可能很多人不知道：在微观世界里，与在宏观、“宇观”世界里一样，也有磁场。

这个问题，说起来有点复杂。

我们知道，物质由分子组成，分子由原子组成，原子又是由原子核和围绕其旋转的电子构成。原子核内的质子带正电荷，它在原子核内也不是静止不动的，而是像地球、宇宙星体一样，围绕着自己的轴心不停地自旋。

根据经典的电磁理论，质子的这种运动会产生磁场，因为旋转的质子电荷就好像一个电流线圈，因此必然要产生磁场，这就是核磁。早在1933年，这种核磁理论就得到了证实，并有科学家对质子自旋所产生的核磁磁矩进行了实质性的测量。

核磁的存在就是我们利用磁共振成像技术诊断疾病的物理基础。

说到这里，又有一个问题出现了：人体内的细胞数目是一个天文数字，每一个细胞里的原子数又是一个天文数字，我们为什么就没有感觉到，人体有什么了不起的磁场呢？

虽然，每一个自旋的质子都像一根小小的磁棒，有着属于自己的磁场，但在自然的条件下，它们的磁场方向杂乱无章，相互抵消而不是相互叠加。这种情况，就好像是原子核带正电荷，电子带负电荷，正负抵消后整个原子却不带电一样。也好像是人数不少的乌合之众，没有共同的奋斗目标，相互内耗，不能形成整体战斗力一样。

为了获得人体的磁共振信息，MRI设备也需要对人体施加多个磁场。

首先是要有一个强大的静磁场。它的作用是使杂乱无章的质子顺着这个静磁场的方向旋转，步调尽可能达到一致。这就好比乌合之众经过有崇高威望的将军的铁腕整治，在强有力的纪律约束下，形成了一支无坚不摧的铁军一样。

其次是要有一个激励磁场。这是由射频线圈施加的脉冲式磁场，它是激发质子产生核磁共振的必备条件。

此外，还要在前后、左右、上下三维空间方向各附加一个梯度磁场，用以确定磁共振信号的来源位置。

您看看，这么多的磁场、磁场，还是磁场，磁场里面有磁场，磁场外面套磁场，真是无处不在、数也数不清呀！

3 奇妙的核磁共振

共振是自然界中一种比较常见的现象。例如，找一组大小不同的音叉，各个音叉的频率不一，当您敲响其中一个音叉时，与其频率一致的音叉也将发出声音，这就是共振。

共振可以使庙里的钟不敲自鸣，可以使钢铁大桥瞬间垮塌，这些都有真实的典故可查。然而，在微观世界里，小小的核磁居然也会产生共振现象，确实是匪夷所思。

怎么样说明核磁共振现象呢？我们先从一个小例子说起。

我们知道，指南针在地球磁场的作用下，如果没有外力的推动，它始终指向北方。如果我们用手指将它轻轻拨转，再松开手，您会发现，指南针经过若干次来回摆动之后，又回到了原来指北的状态。多做几次同样的试验，您还会发现，哪怕您每一次拨转的角度不一样，但指南针每一次摆动的频率都是一样的。由于地球的磁场强度不均匀，您如果在不同纬度的地区做同样的试验，则指南针的摆动频率会有所不同，越靠近两极频率越快。

指南针在磁场中被拨转而摆动的现象就是磁共振现象，摆动的频率就是磁共振频率。在不同磁场强度里，磁共振频率将发生变化，磁场强度越大，则磁共振频率越高。

上一节已经提到，杂乱无章的质子在强大的外加静磁场作用下，顺着静磁场的方向旋转，步调一致。这就好像指南针受地磁场吸引而指北一样。在这种静磁场中，质子获得了与磁场强度相应的磁共振频率。这种频率可以通过专门的公式计算获得。

在这种情况下，我们给质子施加一个短促的射频脉冲磁场，与质子的磁共振频率一致，质子就将吸收能量而受激发，这就好像是我们在拨动指南针一样。停止发射频脉冲时，已受激发的质子就会把所吸收的能量，逐步以电磁波的形式发射出去，这就是所谓的核磁共振。如果外加的射频脉冲频率与质子的磁共振频率不一致，则质子不吸收能量，也不产生核磁共振。

从理论上讲，人体内的多种原子都能产生核磁共振现象，当然，各种不同原子的磁共振频率是不一样的。我们通常选用氢原子作为目标，即利用氢原子产生的核磁共振，作为我们影像学上磁共振成像（MRI）诊断疾病的手段。因为氢原子只含有一个质子，质量最轻，最易受外加磁场作用，磁动量很大，在人体中数量又最多。它有这么好的条件，不选它还选谁呢？

为了不与核医学相混淆，也为了不让人联想到恐怖的核子武器，影像学界同仁一致同意：去掉核磁共振的“核”字，仅以磁共振成像来表示这种新型的影像检查技术。

4　磁共振如何成像

看过本书前面的章节之后，您已经知道，不论是传统的X线诊断还是CT，它们的成像都是反映体内组织器官的密度信息。

但是，磁共振成像却完全不同，它反映的不再是密度信息，而是磁共振信号。因此，在评价MRI图像时，不再讲某个病灶是高密度、等密度还是低密度，而代之以病灶表现为高信号、等信号或者是低信号。

人体内各种不同的正常组织以及病变组织的磁共振信号各不相同，相互之间也会形成对比。这些差异经过转换而形成不同灰度的影像，也就可以用作诊断了。

那么，不同的组织为什么会有不同的磁共振信号呢？这主要取决于三种不同的影响因素：质子密度、纵向弛豫时间（T1）、横向弛豫时间（T2）。

质子密度好理解，它是指单位体积内质子数量的多少。如脂肪组织有较高的质子密度，肌肉组织的质子密度就要低一些，而骨骼组织的质子密度则很低。

所谓的弛豫时间则比较难理解，要把它说清楚可能要用比较长的篇幅，花比较多的时间。本书属于科普性质，读者没有必要去深究。简单地说，T1 是指受到激发跃迁到高能级的质子把能量传递出去，而重新成为低能级质子的时间；而 T2 则是指受到激发而产生横向磁化的不同质子，进动不一而重新失去大部分横向磁化的时间。由于不同组织内的质子所处的周围环境不同，质子的能量传递就会有快慢的不同，质子进动的差别也会不一致。这样，不同组织就有了不同长度的 T1、T2 弛豫时间。

一般来说，磁共振信号的高低主要是由质子密度，T1、T2 弛豫时间所决定的。通过使用不同的射频脉冲，又可以使这三种决定因素各具不同的重要性，从而形成丰富多彩的磁共振影像。

5　复杂多变的信号

不论是 X 线片还是 CT，形成浓淡不同阴影或不同灰度影像的影响因素只有一个，那就是组织器官的密度，因此，它们的影像特点比较单纯。

而 MR 信号则有所不同，它至少有质子密度，T1、T2 弛豫时间这些影响因素。通过采用不同的脉冲序列，这些影响因素又可以各占不同的地位，因此，MR 信号在不同扫描序列的影像上是复杂多变的。

这些复杂多变的信号，一方面，给我们学习和掌握疾病 MR 诊断时增加了难度，使我们在分析 MR 影像时，必须考虑到这些影响因素，进行综合评价。另一方面，假如我们掌握了这些信号变化的原理，能够得心应手地操控机器，就可以通过这些多变的信号得到更多的诊断信息，将各种不同来源的组织结构分辨得清清楚楚。

如何控制这些信号的产生呢?

通过机器发射不同组合方式及不同间隔的射频脉冲，就出现了 MR 检查中的另外两个影响因素，即回波时间（Echo Time，TE）和重复时间（Repetition Time，TR）。通过对 TR 和 TE 的选择，可以获得不同程度的 T1、T2 和质子密度加权像。

例如，当选用长 TR 和短 TE 时，得到的影像信号将与组织的 T1、T2 弛豫时间关系不大，而仅与其质子密度关系密切，这种图像即称为质子密度加权像。

当选用短 TR 和短 TE 时，组织的回波信号反映的主要是不同组织的纵向弛豫时间的差别，即主要反映组织的 T1 信号，而与 T2 及质子密度关系不大，因而这种图像被称为 T1 加权像。

当选用长 TR 和长 TE 时，得到的信号强度将主要由 T2 决定，故这种图像即为 T2 加权像。

这里讲到的长和短，是一个相对的概念，有一定的取值范围，需要考虑被检组织以及机器设备等有关条件。当选用的 TR，TE 在取值范围内变动时，T1、T2 或质子密度对于图像信号的影响力也会有所不同。

事实上，在一幅 MR 图像上，由白到黑的不同灰度影像并非由一种影响因素决定，而是由上述的 T1、T2、质子密度、TE、TR 以及血液流动效应等多种影响因素的综合作用所决定的，所以在 MR 成像中常常有加权像这样一种称呼。所谓加权，实际上就是指以某种影响因素为主导的一种状态。

前面讲过，不同的组织器官具有不同的 T1、T2、质子密度，因而在 MR 图像上就有了信号强度的对比。例如，脂肪组织在 MR 影像上表现为高信号，而骨皮质、空气等则表现为低信号等。

同时，由于各种影响信号强度的因素所发挥作用的不同，在不同的加权像上，相同的组织结构也可以表现出不同的信号影像，这正是 MR 影像丰富多彩的原因。

例如：脑脊液在 T1 加权像上呈低信号，而在 T2 加权像上则呈高信号；通常表现为通过“脂肪抑制技术”可使高信号的脂肪组织信号显著降低；通过所谓的“水成像技术”可以显著提高组织内液体的信号强度，实现不用对比剂也可显示胆道、尿路等含液器官的目的。

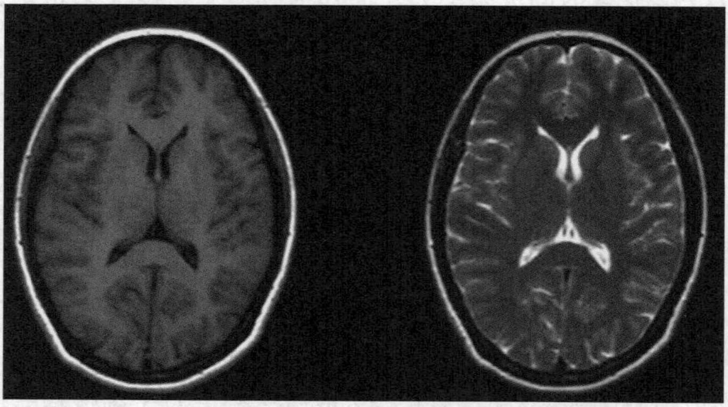

图 2　同部位脑的 MR 图像，左为 T1 加权像，右为 T2 加权像

6　没有信号也有用

看到这样的标题，您是不是觉得有一点突然？您可能会说：MR 影像显示的就是各种不同组织的信号差别，没有信号还能显示什么？

假如整个检查区域都没有信号，那肯定是不行的，如果真有这种情况发生，肯定是机器出现了故障，快去请设备维护人员来修理吧！

然而，我这里要说的，则是在图像的某些部分，出现了没有信号的情况。您想想，周围都有信号，这些没有信号的区域岂不也是一种信号？因为它肯定代表着一定的组织状况。

为什么会出现这种情况呢？

我们知道，在机器收集到 MR 信号之前，必须先向组织内发送射频脉冲，以激发组织内的质子产生磁共振现象。当组织器官处于相对静止的情况下时，受到激发的质子自然会向外传送信号，并被机器检测到它所处的相对位置。但是，血管内的血液并不是静止的，它处于流动状态，在我们选定的扫描层面内停留的时间非常短，以至于一个完整的射频脉冲尚未结束，还未激发出 MR 信号，质子就已经流出了该层面，因而收不到 MR 信号。

因此，这种“没有信号”的现象代表着流动的血液，是流动效应的表达，在专业术语上常被称为“流空效应”。除了流动的血液之外，在体内，还有流动着的脑脊液也可造成类似的信号缺失现象。

既然信号缺失现象是由液体的流动所造成的，那么，流动的速度显然会与信号缺失的程度有关。即有时流速并非特别快，就不会没有信号，而只是信号比较低罢了。当流速慢到某种程度的时候，血液流动的信号则还会产生逆转，即流动的血液比静止的血液信号还高，这种现象被称为“反常增强”或“流动相关增强”。

流动相关增强的原理讲起来太过复杂，本书从略，有兴趣的读者可参考相关的专业书籍。

我们知道，MR 信号受到多种因素的影响。在临床实践中，我们可以通过采取不同的成像序列，调节多个参数以形成多个适合观察某些脏器或组织的具有不同对比的影像。从上述的血液流动能够形成高低不同信号的现象中，也可以看出，MR 检查中各种组织的信号变化的确非常复杂，包含着太多的信息。怪不得有关磁共振的研究工作始终吸引着许多人，相关的研究成果层出不穷，新的检测成像方法不断得到开发与应用。

7 造影无须对比剂

通过“传统 X 线篇”和“电算体层篇”的学习，我们已经懂得了造影的初步知识。其中有一条是确定无疑的，那就是造影必须用对比剂，是吧？

但是，相似的问题到了本篇，情况又出现了变化。

因为，磁共振造影不一定非要用到对比剂。这又是怎么一回事呢？

我们知道，应用对比剂的目的是使含有对比剂的器官与其周围器官人工地产生良好的影像对比。在 X 线和 CT 检查中，组织的密度是影像对比度的唯一决定性因素。对于密度差别不大的器官，要提高影像对比，使用对比剂就不可避免。

但是，磁共振检查却不同。因为它有太多的参数可以调节，无须用到对比剂就有可能产生显著的影像对比效果。

目前，无须对比剂的 MR 造影有两大类。

第一类是磁共振血管造影（Magnetic Resonance Angiography,

简称 MRA）。

在本篇的上一节中，我们谈到，在血管内流动着的血液存在着流空现象，也有可能出现流动相关增强。将这些血液流动造成的信号变化规律掌握了之后，就有文章可作了。

例如，通过适当调整成像层面使之与血液的流动方向垂直，调节脉冲序列及翻转角，就可以强化流动相关增强效应，增加血液与周围固定背景组织之间的相互对比，达到类似于血管造影的效果。这就是“时间飞越法 MRA”的原理。还有一种“相位对比 MRA”，则是利用流动血液中的相位分散或相位位移与固定不动的组织相比的差异，有效地抑制背景组织，同时强化活动着的质子信号。

MRA 与 X 线血管造影有类似的方面，都能够显示血管，但它们之间却又有着许多的不同。如 X 线血管造影侧重于反映血管腔的解剖结构，而 MRA 则侧重于反映血流方式和速度等血管功能方面的信息。X 线血管造影对细小血管显示较好，而 MRA 则对侧支血管的评价非常有价值。X 线血管造影可因其他来源血流的稀释而产生伪影，而 MRA 也能因湍流产生假性狭窄。当然，X 线血管造影须用对比剂，要进行血管插管操作，而 MRA 则无须插管，无须对比剂，可在门诊进行，这是 MRA 的重要优势。

第二类是磁共振水成像（MR Hydrography）。

人体内的许多腔隙和管道系统内都含有水，水液具有的长 T2 弛豫值的特性，远远高于其他组织的 T2 值，这是我们能够进行磁共振水成像的基础。

通过选用长的重复时间（TR）和特别长的回波时间（TE），就可得到所谓的重 T2 加权像，使含水器官得以清晰地显示。这种特别长的 TE 要比一般组织的 T2 值更长，从而使其显示为低信号的背景，但比水的 T2 值短，因而水液显示为高信号，形成良好的对比度，类似于造影的效果。

磁共振水成像技术在临床上应用的历史虽然不长，但由于其具有无放射损伤、无须插管、无须对比剂、安全可靠且无痛苦等多种优点，而受到广泛的关注和欢迎，应用日趋普及。迄今为止，已经开发出了磁共振胰胆管造影、磁共振尿路造影、磁共振椎管水成像、磁共振涎管造影、磁共振内耳淋巴造影、磁共振鼻泪管造影、磁共振输卵管成像、肠梗阻磁共振水成像等多种实用的应用技术，显示了磁共振水成像技术良好的应用前景。

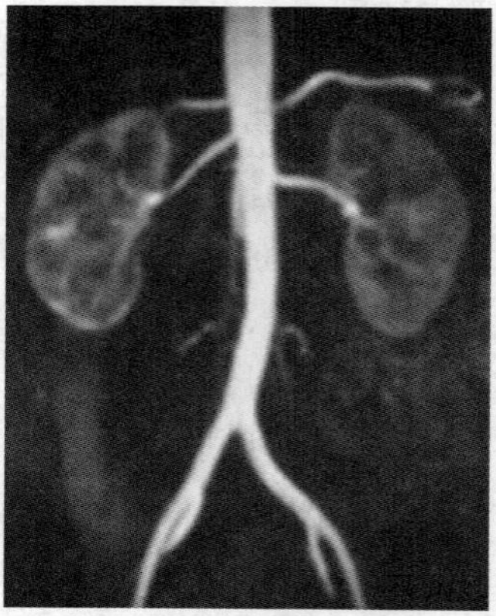

图 3　未用对比剂的磁共振血管成像

8　磁共振也能增强

我们知道，在 CT 检查中，可以应用对比剂来进行增强扫描，以达到丰富影像对比，提高诊断符合率的目的。

那么，在 MR 检查中，我们能不能也来一个增强扫描呢？

最初，人们对 MR 的图像非常满意，因为它具有很强的组织分辨能力，通过扫描参数的设定，人体内各个组织器官几乎都能在 T1、T2 图像上产生良好的对比度，提供必要的诊断和鉴别诊断依据。就在上一节，我们也讨论了 MR 不用对比剂也能实现造影的目的。因此，MR 被认为是一种无须使用对比剂的非创伤性检查方法。

但是，随着研究和应用的深入，人们渐渐有了新的认识。他们发现，尽管 MR 检查开创了影像检查的新纪元，具有极大的优势，但在某些情况下，还是不能完全满足人们对于诊断疾病高敏感性和特异性的要求，仍然具有一定的局限性。于是，在 20 世纪 80 年代初期，人们开始了 MR 对比剂的研制。

与传统 X 线或 CT 检查中所用的对比剂相比，MR 对比剂与其在作用上是相似的，但作用的机制却有所不同。前者由于其固有的高或低密度，直接影响 X 线的吸收和穿透，其增强的效应与局部对比剂的浓度呈线性关系；而后者则只是间接地作用于邻近的质子，MR 信号的改变是一些复杂因素综合作用的结果，如组织的弛豫特性、MR 序列参数的选择，当然也包括对比剂在局部的浓度以及它在体内的相对弛豫特性等。

MR 对比剂是如何来实现增强效应的呢?

我们知道，决定某个组织的 MR 信号强度的因素主要有三个：T1、T2 以及质子密度。一般来说，MR 对比剂就是通过缩短组织的 T1 和 T2，改变组织的信号特征，达到改善组织间 MR 信号对比的目的。对比剂可能使组织的信号增高或降低，因此，MR 对比剂也有阳性对比剂和阴性对比剂之分。

目前，应用于临床的 MR 对比剂都含有钆、铁、锰等金属元素，其中应用得最早也最广泛的应数钆制剂——二乙烯三胺五乙酸钆（Gadolinium Diethylene Triamine Pentaacetic Acid，简称 Gd-DTPA）。

Gd-DTPA 是一种顺磁性物质，在局部可形成小磁场，从而使其周围质子的弛豫时间缩短，间接地改变组织的信号强度。Gd-DTPA 在体内的分布与组织内的血液供应相关，即血液供应丰富的组织内 Gd-DTPA 浓度高，信号增强明显，反之，血液供应低下的组织增强则不明显。

除了含钆的这类“非特异性对比剂”之外，由铁、锰等材料制成的对比剂可具有器官特异性或组织特异性，能被某些组织器官选择性地摄取或吸收，更有利于对疾病的定性诊断。如有一种“超顺磁氧化铁”（菲立磁）对比剂应用于肝脏成像，正常肝组织以及一些肝内良性病变由于含有 Kupffer 细胞，能够摄取这种对比剂，而肝癌组织则不含 Kupffer 细胞，不具有摄取这种对比剂的能力。这样一来，肝癌病灶就能够得到比较明确的诊断。最近，又有含钆的肝细胞特异性对比剂“钆塞酸二钠注射液”（普美显）应用于临床，非常有利于肝占位性病变的鉴别诊断。

9　磁共振成像设备

在本篇第一节，我简要地描述了 MR 机主要由扫描部件、计算机系统和图像显示存储设备三个部分组成。说起来似乎很简单，但事实上却很复杂。

首先，我们来看一看扫描部件。扫描部件可看作是 MR 机的躯体，一般由磁体、射频系统、梯度系统等组成。

磁体是扫描部件中最基本的构件，其主要作用是产生比较强大、均匀而稳定的静磁场，使被检组织产生磁化。不同的 MR 机可能使用不同的磁体，磁体主要有三种类型，即永磁型、常导型和超导型磁体。

永磁型磁体，实际上就是一大堆我们通常能见到的铁磁性物质，具有自然的磁性，本身不需要耗电，安装和维护简便价廉，对周围环境影响小，屏蔽简单。但这种磁体磁场强度较低，稳定性和均匀性差，受环境的温度变化影响较大，重量很大，磁场不能关闭。

常导型磁体，也称阻抗型磁体，是由磁体上绕制的线圈通电所产生的电磁场。这种磁体制造工艺简单，成本低，磁场强度较永磁型磁体要高，磁场可以关闭，但由于通电产热，磁场强度也不能太高，而且对电源要求高，运行维护费用较高，磁场稳定性也不高。

超导型磁体是由某些特殊合金所制成的超导线圈，放置在接近绝对零度的超低温液氦中，再通电形成的。在超低温下，线圈失去电阻，强大的电流在线圈中流动而不发生能量损耗，因而可产生恒定的电磁场。超导磁体的磁场强度高，均匀性好，磁场也可以关闭，但制造工艺复杂，成本高，维护费用也很高。

在上述三种磁体的基础上，还有：混合型磁体，即在永磁型磁体上增加线圈，使之兼有常导磁体的特征，提高了磁体的性能；开放型磁体，可为永磁型，也可为常导型，这种磁体方便了对患者的监视以及开展某些治疗性操作。

射频系统是扫描部件中的另一个重要构件，用于发射射频脉冲和接收 MR 信号。射频系统主要由射频发射机，射频接收机及射频线圈三部分组成，根据结构及用途的不同，射频线圈可分为正交线圈、表面线圈以及特殊用途线圈等类型。

梯度系统的作用是产生梯度磁场，用于层面选择和信号的空间定位。梯度系统由 X、Y、Z 三个方向的梯度线圈及相应的梯度功率放大器组成。

计算机系统可算作是 MR 机的灵魂。随着计算机软、硬件设备的不断升级换代，也就有了更快的成像速度、更强大的图像处理方式、更为广泛的应用范围、更加炫目的新功能，方便了医技人员的操作，提高了诊断水平。

图像显示存储设备虽是 MR 机的外部设施，却也是人机交互的重要平台。它包括显示器、多幅相机、激光相机、磁带机、光盘机等。

有了以上的几大部件，MR 机就可投入工作了。但是，如果仅仅只有这几大部件，则 MR 机图像质量差，机器似乎不能正常运转。问题出在哪呢？

问题就在于，我们忽略了屏蔽。

MR 机需要具备屏蔽设施，方可保障机器的正常运作。屏蔽设施包括射频屏蔽和磁屏蔽。前者用于防止射频脉冲信号对周围精密仪器的干扰，以及周围其他射频信号对 MR 信号的干扰，一般由薄铜板焊接覆盖在扫描室内壁。后者是为了防止磁体的强大磁场对周围的精密仪器产生磁化，也为了防止扫描室外的铁磁性物体如汽车等影响磁场的均匀稳定性，可用数十吨重的铁块做成被动屏蔽，也可通过在磁体外部敷设屏蔽线圈进行主动屏蔽。

10 门控触发消除伪影

什么是伪影?

伪影是指在图像中出现了人体内本身并不存在的影像，是影像学上经常遇到的一个术语。伪影的出现降低了图像的质量，甚至直接导致误诊和漏诊的发生。

在传统 X 线影像中，有衣服、饰物等造成的重叠伪影，有药液、污物所造成的污染伪影，还有划痕、霉变、静电等所造成的伪影。

在 CT 检查中，有机器所造成的系统伪影、设备故障伪影，有高密度结构或异物所造成的放射状伪影，当然也可因污染、划痕、霉变、静电等原因而造成 CT 片上出现伪影。

MR 影像会不会出现伪影呢?

在 MR 图像上，骨骼、钙化、高密度异物不会造成像 CT 图像中那样的伪影，这是 MR 检查的优势之一。但由于 MR 成像过程复杂，事实上是出现伪影最多的影像学检查方法，如可出现化学位移伪影、机器系统伪影、铁磁敏感性伪影、静电伪影等。

然而，问题还不仅仅局限于此。

不论是何种影像检查方法，由运动所造成的伪影几乎都是一个严重影响图像质量的因素。因此，如何消除运动所造成的伪影，一直都是影像工作者所必须面对的课题。

毫无疑问，取得患者的积极配合、保持患者身体的绝对静止、缩短检查时间、加快成像速度等，自然是防止运动伪影出现的重要措施。然而，无论您怎么努力，人体生理活动如心跳、呼吸、血循环、肠蠕动等，总是无法杜绝的。

当年大禹治水，总结了父辈的教训，懂得了江河宜疏不宜堵的道理，因势利导，最终治水成功，留下了千古美名。

既然人体的生理活动不能阻止，那么，我们能不能也来个因势利导呢？

利用生理活动来触发成像的数据采集过程，是一种已经实践检验的有效方法，这种成像处理方法叫做门控。有心电门控、脉搏门控、呼吸门控等实用技术可供采用。

心电门控技术主要应用在心脏大血管的 MR 检查中，使用心电图机接收到的心电信号，触发 MR 信号的采集过程，其重复时间由患者的心率控制，使每一次信息的采集都处在心脏搏动的同一个时相，从而有效地减少心脏搏动所造成的运动伪影。同时，为了防止铁磁性物质所产生的磁敏感性伪影，心电图触发器械应是非铁磁性的，采用低电阻电极，并用光学纤维和遥控装置与扫描室外的接收器相连接。

呼吸门控技术可以应用于胸部和腹部的 MR 检查，因为呼吸运动可以造成胸、腹部脏器的运动伪影。与心电门控的原理一样，呼吸门控是控制 MR 信号的采集处在呼吸周期的某一个时段内进行，从而消除呼吸运动伪影，改善图像质量。呼吸触发器是一种能敏感地探测到呼吸运动的装置，将其妥善安放在胸壁或腹壁上，即能有效地探测到呼吸运动，从而触发 MR 信号的采集过程。

事实上，门控触发技术不单在 MR 扫描过程中可以应用，在 CT 等影像学检查过程中也已有成功的应用。

11 为什么要作 MR

MR 检查是在 20 世纪 80 年代才开始应用于临床的，历史很短，但发展很快。MR 可算得上是一种高新技术，装备的成本高，检查费用也很高，但却有越来越多的医院装配这种新设备，越来越多的人选用这种设备来进行疾病的诊断。

这是为什么呢?

自然，这归功于 MR 具有自己独特的优势。这些优势主要有以下几个方面：

第一，高对比度。MR 的成像参数众多，通过合理地选用这些参数，可以很好地将各种不同类型的组织区分开来，软组织分辨力达到了前所未有的高度。例如，MR 影像能很好地区分脑灰质、脑白质以及脑神经核团；不用对比剂即可显示心脏各房室和大血管腔；可直接显示关节软骨、肌肉、韧带、椎间盘和半月板等结构。

第二，可进行分子生物学和组织学诊断。根据对正常或病变区域的位置、形态、不同成像序列中影像的特点以及磁共振波谱的分析，能够反映出正常和病变区域内的分子生物学和组织学的特征，区别水、脂肪、血管外血液及其降解产物等。

第三，可进行心脏、大血管形态和功能的诊断。利用流空效应和流动相关增强，可以诊断心脏、大血管病变，区分肺动脉和纵膈、肺门淋巴结，区分纵膈肿块和动脉瘤，实现不用对比剂的血管造影，以及进行心脏动态功能和血流速度的分析等。

第四，可进行任意方位的断层成像。CT 一般只能进行横断面的成像，要进行冠状面或矢状面的成像有一定的困难，有些则根本无法进行。而 MR 则可在患者体位不变的情况下，通过变换方位选择梯度磁场，即可实现任一方向的断层扫描，这对于充分显示病灶，对于治疗计划的制订和手术方案的选择很有帮助。

第五，无骨伪影。CT 检查时，患者体内的骨组织和高密度钙化灶可以产生放射条纹状的伪影，影响对病变的观察。而 MR 检查时则无此烦恼，特别是 CT 难以观察的后颅凹和椎管内的组织，在 MR 影像中都可以得到清晰的显示。

第六，无损伤性检查。MR 检查不用 X 线，没有辐射危害，无须作辐射防护；MR 检查也无须用到含碘的对比剂，现有的 MR 对比剂毒性反应低，无须特殊的准备，因而 MR 检查是一种安全的无损伤性检查，易为患者所接受。

当然，MR 检查也不是十全十美的，也存在一些缺点，例如：MR 检查的扫描时间较长，信号采集较慢，运动伪影比较多；扫描膛腔较小，患者容易产生幽闭感，不能很好地配合检

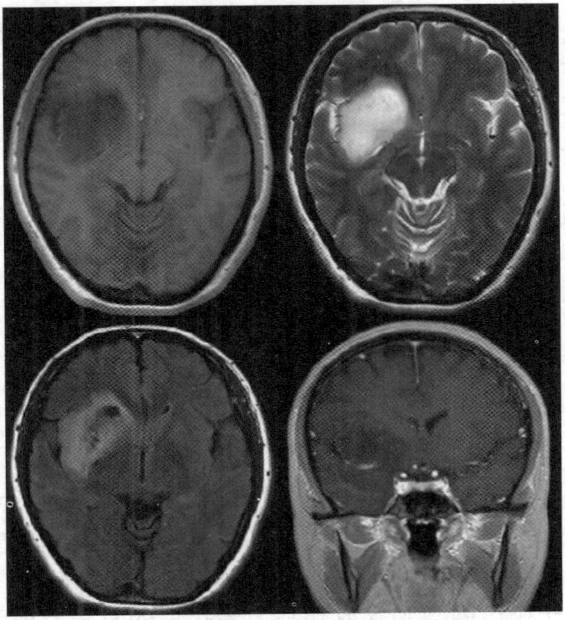

图 4　MR 丰富的成像手段清晰显示颅内病灶特征

查，有些肥胖者甚至不能进入膛腔，或虽能勉强进入也因肢体触碰线圈而使影像效果较差；危重患者因生命维持系统和监护系统不能进入机房，或因扫描时间太长不能耐受而不能接受 MR 检查；带有心脏起搏器或体内留有金属物品者不宜接受 MRI 检查；运行成本较高，检查费用较高，难以推广应用；对钙化不敏感，在诊断以病理性钙化为特征的病变时，会受到影响，等等。

随着研究的深入、设备的更新，MR 的优势在增加，缺点在减少，适应证在增加，禁忌证在减少，显示出蓬勃发展的良好势头。

12 MR 的应用范围

看了前面的介绍，您对 MR 的认识应该增加了不少吧？

那么，您知道 MR 检查究竟有哪些适应证吗？

目前，MR 检查已经可以应用于全身各个系统和部位，主要用于以下几个方面：

第一个方面，中枢神经系统。

中枢神经系统位于头颅及脊柱内，位置固定，不易移位，基本上不受呼吸、心跳、胃肠蠕动及大血管搏动的影响，因此很少有运动伪影，而 MR 又具有无骨伪影的优点，所以，MR 检查在中枢神经系统内的应用最早，也最为成功。

MR 对颅内的各种肿瘤，特别是后颅窝病变的定位诊断明显优于 CT，且有利于判断肿瘤的起源，有助于定性诊断。对于脑血管性病变特别是缺血性中风，MR 比 CT 敏感而且特异，显示出其独特的价值。对于出血性中风、动脉瘤、动静脉畸形或静脉窦血栓形成等，MR 检查亦能作出明确的诊断。此外，MR 检查也广泛用于颅内肿瘤手术或伽马刀治疗后的复查及随访、脑外伤、脑内感染性病变、各种脑发育畸形、椎管内肿瘤以及脊髓损伤等的诊断。

第二个方面，骨关节及肌肉病变。

MR 影像可以清晰地显示关节软骨、肌肉和肌腱，对关节内的韧带、半月板等结构显示优于 CT、关节造影及关节镜检查，因此可以广泛地应用于各种关节损伤的诊断。对股骨头坏死的早期诊断优于传统 X 线诊断、CT 以及核医学检查方法。对骨肿瘤及肿瘤样病变，软组织内各种病变具有很高的敏感性，特异性较核医学方法为高。

第三个方面，心脏及大血管病变。

由于流动效应，结合心电门控，MR 检查对心脏及大血管病变的诊断非常有用，无须对比剂即可看清心脏和大血管的内腔。MR 可直接显示主动脉瘤、主动脉夹层动脉瘤等大血管病变，直接显示肥厚性心肌病、扩张型心肌病、缩窄性心包炎、心包积液及室壁瘤等，对风心病瓣膜病变、先天性心脏病亦能显示，在诊断心内或心旁的肿块性病变方面比 CT 优越。

第四个方面，胸部病变。

MR 可以进行多方向的断层扫描，实现多方位的显像，结合呼吸和心电门控技术，对胸部病变的显示有突出的优势。MR 在纵膈肿块的诊断中优于 CT，特别是能直接分辨出纵膈内的大血管和肿大的淋巴结。对于肺内炎症、结核、肺大疱、胸腔积液、支气管扩张等病变，MR 影像也能显示，但效果仍逊于 CT。

第五个方面，腹部病变。

对肝内的原发性或转移性肿瘤，肝内海绵状血管瘤以及肝囊肿等病灶的诊断与鉴别诊断，MR 均可起到重要的作用。对于胰腺疾病、肾及肾上腺的病变、腹膜后病变等，MR 影像上也有比较好的显示。特别是无须使用对比剂就可进行磁共振胆胰管造影和磁共振尿路造影等，对胆道及尿路的梗阻性病变的显示有着独特的价值。

第六个方面，盆腔病变。

盆腔脏器受运动的影响较小，因而少有运动的伪影，而且由于MR影像能直接区分流空的血管和肿大的淋巴结，所以，MR在显示男性或女性盆腔内的病变方面均较CT有优势。对于盆腔炎症、子宫卵巢的占位性病变以及膀胱前列腺的肿瘤性病变等，MR影像上均有较好的显示。

第七个方面，五官及颈部病变。

由于MR的软组织分辨力高，能直接分辨血管及淋巴结，可以进行多方位的扫描，又无骨骼及牙齿的伪影干扰，因而，在检查眼眶、内耳、鼻窦、咽喉部及颈部的病变方面比CT优越。

不过，在上述病变的骨质受累方面，MR的影像显示则不如CT，应予以注意。

13 MR检查要注意

前面讲过，MR的应用范围很宽，是一种安全无创的影像学检查方法。

这种说法没错。但是，假如我们缺乏必要的警惕，随意地进行MR检查，则有可能犯下严重的错误。

我们知道，MR检查需要用到磁场。那么，我们必须思考一下，磁场会不会对人体造成危害呢？

磁能吸铁，这是众所周知的事实。进行MR检查时，人体置于强大的外加静磁场和变化着的梯度磁场之内，这些磁场对铁磁性物质可以产生巨大的吸引力。如果人体内存在着金属异物、节育环、人工关节、骨折固定器等，在磁场的吸引下可能产生移动，造成伤害，动脉瘤术后的金属夹在磁场作用下可能撕裂血管，引起大出血。

心电监护器、人工呼吸机、心脏起搏器及神经刺激器等，一方面可能在磁场的作用下失效，另一方面因为含有铁磁性物质，在磁场的吸引下可以产生移动，从而伤害患者。此外，这些器械也会干扰磁场的稳定性，影响 MR 图像的清晰度。所以，这些器械不能进入 MR 检查室内。

磁场内的射频脉冲可使受检组织产生热量，温度升高，特别是在有较大的人工金属植入物如人工髋关节和哈氏棒等时，温度升高更明显。这对那些有散热功能障碍的患者或本身发高烧的患者非常不利，特别是在闷热潮湿的环境下，更应给予足够的重视。

磁和电是一对形影不离的孪生兄弟，人体组织在磁场内，可以产生生物电流感应。虽然，这种生物电流非常微弱，远远低于能够刺激心脏、神经细胞或肌肉细胞产生有害反应的强度，也没有发现有引起人体基因变异或胎儿发育障碍的报道，但随着高场强的 MR 机进入临床应用，这种可能存在的潜在危害也应该予以注意。

基于上述的原因，进行 MR 检查时应注意以下几个方面：

第一，装有心脏起搏器或神经刺激器的患者，曾经做过动脉瘤手术或颅内带有动脉瘤夹者，曾经做过心脏手术并带有人工心脏瓣膜者，有眼球内金属异物或内耳植入金属假体者，均不能进行 MR 检查。

第二，危重患者，因其生命维持和监护系统不能进入 MR 室，可能在检查的过程中发生意外，因而也不宜进行 MR 检查。

第三，癫痫患者、幽闭恐惧症患者、不合作的患者以及妊娠期妇女等，尽量不作 MR 检查。因病情需要必须作 MR 检查时，也应慎重对待，快速完成。

第四，在高温潮湿的环境下，有高热或散热功能障碍者，也应尽可能不作 MR 检查。如果非作不可，医生也应严密观察，防止意外的发生。

第五，一般的患者，在检查前必须除去身上的一切含金属的物品，如手表、眼镜、项链、义齿、义眼、纽扣、皮带、助听器等。有金属节育环者也应在取出以后才能进行 MR 检查。

除了上述的安全性考虑之外，还有一些细节问题值得注意。例如：为了使 MR 图像清晰无伪影，我们还应该在检查前与患者多作沟通，争取患者的积极配合，使其在检查的过程中保持身体处于固定的状态，平静呼吸，切忌咳嗽或进行吞咽动作。对幼儿及其他不合作的患者应给予适量的镇静剂。另外，进行 MR 检查时，机器往往会有较大的噪声，要注意使用耳塞等保护患者。

在检查前，应了解患者的症状、体征，参考已作过的其他检查如 B 超、X 线、CT 的报告，以确定扫描部位和层面选择，做到有的放矢。

在检查的过程中，应注意观察患者的情况，通过对讲机适时地给予安慰或鼓励，如有意外情况应及时予以妥善处理。

14 如何识读 MR 片

面对一张 MR 片时，有些人还以为是 CT 片，分不清 MR 与 CT 图像的区别，其实这一点也不奇怪。

为什么呢？因为 MR 影像与 CT 影像一样，都是将人体组织器官的信息，经过计算机系统处理、重建的断层图像，并且均以不同灰度的影像来显示，乍一看，两者非常相似。

事实上，MR 与 CT 的成像原理截然不同，这在前面的章节中已有所介绍。MR 图像主要反映组织内自旋质子的密度及其弛豫特点，而 CT 则是反映组织对 X 线吸收、衰减的能力。

因此，同一种组织在 CT 和 MR 图像上可有很大差异，有的甚至截然相反。例如，脂肪组织在 CT 图像上呈灰黑的低密度影像，而在 MR 图像上则呈高信号的白色影像；骨皮质结构在 CT

图像上显示为白色的高密度影像，而在 MR 图像上则显示为很低信号的黑色影像。

学习过 CT 诊断的人，对学习 MR 影像诊断有没有好处呢?

好处是显而易见的。那就是对人体的断面解剖有了很好的理解，对不同病变的大小、形态、分布以及演变特点有了比较清楚的认识，这对于我们识读 MR 片是很有帮助的。但毫无疑问，单有 CT 诊断知识，不了解 MR 影像的特点肯定会犯错误。

在读片之前，我们应该有以下的知识准备:

首先，我们必须熟悉人体的三维断面解剖，熟悉组织器官的正常表现以及正常变异的情况，这是众多的影像学诊断所必须具备的，也是识别病变的基础。

其次，我们应该清醒地认识到 MR 具有多参数成像的特点，同一组织的 MR 信号在不同加权像上是有区别的。因此，我们在具体分析 MR 片时，应在片上找寻相应的扫描标记，明确所使用的脉冲序列及各种参数，以免出现误诊。例如，前述的脂肪组织一般呈高信号的白色影像，但在脂肪抑制序列中则为低信号，应予以注意。

再次，要掌握一些基本病变的 MR 表现，以便触类旁通，有利于对全身各部位病变的诊断。例如，亚急性期和慢性期出血在各扫描序列上多呈强信号，纤维化组织与复发的肿瘤组织有不同的信号特征等。

在具体识读 MR 片时，应按一定顺序进行，不得遗漏。一般都是自左向右、自上而下阅读；先读横断面图像，再读冠状位或矢状位断层图像；先读 T1 加权像，再读 T2 加权像和质子密度加权像等。

一旦发现病变，应从以下几个方面着手，作具体的分析：①病变的位置和分布；②病变的数目；③病变的形状；④病变的磁共振信号特点；⑤病变的边缘；⑥邻近器官和组织的改变；

⑦器官的功能改变等。

大家知道，影响 MR 成像的参数很多，MR 信号中包含着许多信息，随着新的成像技术不断开发，新的扫描序列不断问世，不同结构的组织在新的成像序列上又有不同于常用扫描序列的信号出现。因此，如果要很好地识读 MR 片，我们还得有发展的眼光，随时更新知识才行。

此外，我们要认识到，尽管 MR 是一种很好的诊断技术，但仍存在着一定的缺陷，对大多数病变的定性依然存在困难。因此，我们不能够只顾看片，而应密切结合临床资料和其他已有的影像学检查结果，进行综合分析，才能作出更确切的诊断。

超声医学篇

虽称声波听不见，清晰影像在眼前

1　听不见的声波

目前，超声波（通常简称为超声）检查已经非常普及，也许您还亲身经历过呢！

那么，什么是超声波呢？

在中学的物理学课本上，我们就已经学习过声波，知道它是机械振动波，其传播需要借助于实实在在的物质（即介质）；在真空中，因声波无法传播而成为无声世界。声波在弹性介质中以规则的纵波形式传播，有波长、频率及声速三个主要的物理量。

这种机械振动波能否引起人们的听觉，与它的振动频率密切相关。频率在20Hz～20 000Hz（即每秒振动20～20 000次）之间，能引起听觉的即称为声波。频率低于20Hz或超过20 000Hz的机械振动波不能引起人的听觉——大家都听不到。

频率低于20Hz，处于人耳的听觉阈值以下，称为次声波；超过20 000Hz，超过人耳的听觉阈值上限，就被称为超声波。用于超声诊断所用的超声波频率通常是1MHz～10MHz（每秒100万～1 000万次振动），其中又以3MHz～5MHz最为常用。

2　超声诊断的原理

有人要问：超声波既听不见，又看不见，那我们怎么能应用它来诊断疾病呢？

当然，我们的感觉器官确实不能直接觉察到超声波的存在。但是，人是最聪明的动物，总是能想出办法来的。

比如，X线是一种看不见也摸不着的电磁波，然而，通过一个荧光屏或者是一张胶片，我们就能捕捉到它的踪影。同样，要捕捉超声波的踪迹，借助于一个超声换能器，我们也能达到目的。

利用超声波来诊断疾病的仪器就叫超声诊断仪，它主要由主机、显示器（示波屏）、换能器等部件组成。

超声换能器即超声诊断仪的探头，内装特殊的压电晶片。当主机向压电晶片施加交流电场时，压电晶片能将电能转化为声能，当交流电场的频率超过20 000Hz时，压电晶片就可产生超声波。由换能器发出的超声波在传播过程中，遇到由两种不同声阻抗介质形成的界面时，就发生反射。反射回来的超声波到达换能器后，将沿压电轴方向对压电晶片施以一定的压力，压电晶片就可产生电荷，将声能转换为电能。

人体是一个复杂的有机整体，有许许多多各不相同的器官和组织结构，各具不同的声学特征，对超声波存在着不同的声阻抗。当超声波束通过人体时，在不同器官、组织大大小小的相邻界面上，将会产生许多各不相同的反射、折射和散射等现象，当器官和组织有病变时又可使其声学特征出现异常。

这些声学特征及其异常的信息体现在各不相同的反射声能上，换能器将声能转变为电能后，这些微弱的高频电子信号被送回主机，通过主机内的电子计算机等装置进行复杂的放大处理，随后在显示器（或示波屏）上显示出来。医务人员通过对比分析显示出来的各种超声波信息之后，即可判断该器官或组织是否存在异常病变并作出相应的诊断。

3 超声检查的方法

所谓超声检查，是指利用超声波的物理特性，通过特制的超声诊断仪对超声波的发射、接收和转换进行控制并进行快速的分析和处理，做到实时显像，从而对人体组织的物理特性、形态结构与功能状态作出判断的检查方法。

与其他的影像检查技术相比，超声检查具有实时动态、操作简便、费用低廉、无特殊禁忌证等优点，而且，它对人体无损伤、无痛苦、无放射性危害，可以多次重复，又能及时获得结论，因而深受医生和患者的普遍欢迎，这种技术成为目前临床各科在检查、诊断和介入治疗中不可或缺的重要手段之一。近年来，由于仪器设备的不断改进，影像处理软件的不断完善，超声检查的影像显示越来越清晰，其适用范围越来越广泛，诊断符合率越来越高。

超声检查技术的发展很快，已形成许多种类，主要有以下几种：

A 型超声，即幅度调制型。这种方法是最早应用于人体检查的方式。它将超声波回声在示波屏上以波幅的高低、多少、形状及有无等方式显示出来。这种超声可用于探测界面距离、脏器径值以及鉴别病变的物理特性等，诊断范围有限，目前已基本为 B 型超声所取代。这种方式尚不属于影像学范畴。

B 型超声，即辉度调制型。它是目前应用最为广泛的一种方式。它以不同亮度的光点表示超声波回声信号的强弱，以灰阶方式在显示屏上显示出组织器官的切面影像。当成像速度达到每秒 24～30 幅时，则它能显示脏器的活动状态，称为实时显像。

M 型超声，是 B 型的一种变异，也属辉度调制型。M 型超声主要应用于对心脏的检查，它加入了时间的因素，能把心脏各层组织的回声展开成为一组不同深度和厚度的曲线图形，临床上称之为 M 型超声心动图。

D 型超声，即多普勒超声。它利用了多普勒效应原理，使用各种方式显示多普勒频移，临床主要用于检测心脏及大血管的血流动力学状态，特别是先天性心脏病及瓣膜病的分流或返流情况，实用价值很大。近年来广泛应用的多普勒彩色血流显像诊断法（彩超）能在显示屏上以不同色彩显示不同的血流方向，从而更为直观。

此外，C 型、P 型和 F 型超声扫描仪，超声 CT 和超声全息装置，超声显微镜以及超声三维立体显示等新技术也逐渐推出或正在进行着探索性的研究。

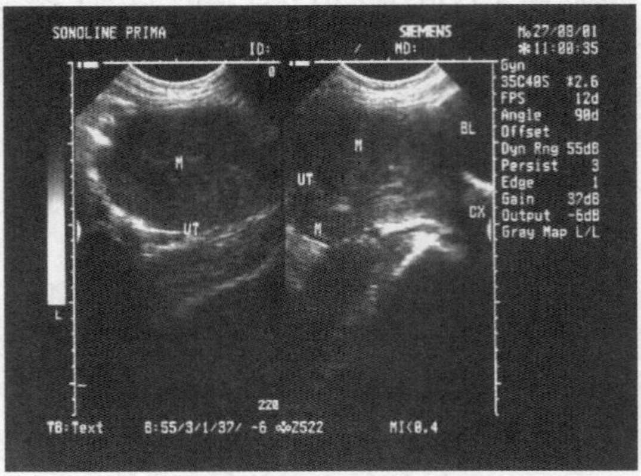

图 1　B 超显示子宫肌瘤图像

4　超声检查的准备

超声检查特别是 B 型超声检查，由于简便易行、价格低廉、无创伤、无痛苦，目前应用非常广泛。但是，为了更好地达到检查目的，作好检查前的准备仍然很有必要。

那么，超声检查之前，应该作好哪些准备工作呢？

一方面，检查者也就是医生，应该了解患者的基本情况，根据检查目的制订好检查计划，准备相应的物品。当然更要注意保证检查仪器能够正常运转，这是毫无疑问的。

另一方面，受检查者也就是患者，也要作好相应的准备，这一点有时非常必要甚至是必需的。患者的准备并不是千篇一律的，而是与检查部位、检查目的密切相关。

（1）无须特殊准备的情况：

急诊患者需要进行紧急检查时，应及时予以检查，不必苛求检查前准备的完备。

（2）以空腹检查为佳的情况：

肝、脾、肾等腹腔内实质器官，在作超声检查时，一般也不需要特殊的准备，但由于饱餐后胃肠内容物的干扰或推移，可能对其影像的显示有不利影响，故以空腹为好。

（3）应尽量作好检查前准备的情况：

胆囊和胰腺：在作超声检查的前一天，患者应少吃油腻的食物，晚餐后不应再进食，检查当天空腹接受检查。其意义在于保证胆囊、胆管内充盈胆汁，并减少胃肠内容物对检查的干扰。假如胆囊显示不佳而需要复查，须禁食脂肪食物 24 ~ 48 个小时。若患者同期还要接受胆囊的 X 线造影，超声检查应先进行，或在胆道造影两天之后进行，以免干扰其超声影像的显示。

腹膜后器官：检查前的准备与胆囊检查相同。如需区别病变是否在盆腔，检查前要保持膀胱适度充盈。

妇产科：为避免肠道内的气体对盆腔脏器的影响，一般在检查前 2 ~ 3 个小时应停止排尿，必要时饮水 500 ~ 800 毫升，使膀胱适度充盈，必要时可口服或注射利尿药物，使膀胱快速充盈。饮水憋尿有利于观察子宫的形状、大小。如果是在怀孕初期，则不必饮水，以免膀胱过度充盈而压迫子宫。如经阴道超声检查，则无须特别饮水。

胃肠：作上消化道超声检查的前一天晚餐宜进食流质食物，检查当日早晨禁食、禁水。如患者需同期作胃肠 X 线或纤维内窥镜检查，超声检查也需安排在它们之前，或在其后 2 ~ 3 日，以免钡剂和气体对其干扰。作结肠检查前则应注意排空大便，直肠检查时尚须保持膀胱适度充盈。

膀胱：经耻骨上途径检查时，应在检查前 45 分钟饮水500 ~

800 毫升，务必使膀胱充盈。如经尿道途径进行腔内超声检查，则不需要饮水，但要做好麻醉和消毒。

眼：检查前务必作好解释工作，取得配合，注意无菌操作。

此外，在准备作腹腔器官的超声检查时，如遇腹腔气体过多或有便秘的患者，可在检查前晚让患者服缓泻药，或在检查前灌肠，以保证肠道的清洁。

对于幼小儿童及不合作者，应预先给予镇静剂，待其睡着后再进行检查，以免检查无法进行。

5 超声检查的应用

人体内的组织器官在正常情况下各有声学特征，发生病变后，其声学特征也将发生相应变化。这正是超声可用于人体检查的基础。

一般说来，人体组织的声学特征可分为以下四种类型：

第一种是无反射型，或称无回声型。液体是人体内最均匀的介质，其内部不存在声阻抗差异，也就无声学界面。所以，当超声波通过液体内部时，不会出现界面反射。属于这种声学类型的在人体内有血液、尿液、胆汁、胸水、腹水、心包积液等，在超声影像上表现为液性暗区。

第二种是少反射型，或称低回声型。正常的肝、脾、子宫及心肌等组织内部大致均匀，声阻抗差异不大。当超声波通过时，界面反射较少，在超声影像上表现为少量、细小、分布均匀的中等强度光点，有些被称为实性暗区。

第三种为多反射型，又称强回声型。出现这种类型声学特征的组织器官，可能是由于其本身结构复杂，排列无一定规律，如乳腺。也可能是出现了某种病变，造成其声学特征改变，如肝硬化、肝癌、葡萄胎及畸胎瘤等。超声波通过这些组织器官时，将遇到多而紊乱的界面，因此，其回波反射较多，在超声影像上表现为较强的密集光点回声，有些被称为实性光团。

第四种为全反射型，即含气型。气体与软组织形成的界面声阻抗相差巨大，达 3 000 倍以上。当超声波到达这种介面时，其声能将几乎全部被反射回来，不能透射入介面下的组织。在超声显示屏上出现强反射，界面后方的组织结构不能显示，这种含气组织或含气病变属于全反射型。如肺及胃肠道内含有很多气体，就属于这种类型，超声检查显示不佳。

目前，超声检查在全身的各个系统都有很好的应用，归纳起来，大致有以下几个方面：

第一，用来检查实质性脏器的大小、形态、边界以及脏器内部的均质性。例如，超声检查能够反映肝、脾、肾、胰腺、子宫及卵巢等实质性脏器的外形特征、边缘轮廓和内部结构，测量各个方向的径线数据，并根据脏器内部回声光点的密度、粗细、亮度及分布均匀度等特征，判断有无病变的发生。

第二，对体内含液体的囊性器官（如胆囊、胆道、膀胱及充满水的胃等），超声检查能够清晰地显示它们的形态、走向及功能状态。

第三，超声检查能够非常敏感地检测到病理性积液，如判断有无胸腔积液、腹腔积液或心包积液等，并可对积液量的多少作出大致的估计。

第四，超声检查能够检测心脏、大血管和外周血管的结构、功能及血流动力学状态，包括对各种先天性和后天性心脏病、血管畸形及闭塞性血管病等的诊断。

第五，对体内的各种局灶性病变的物理特性进行检测，并作治疗后的动态随访。

第六，作为介入治疗的引导工具，引导穿刺及导管插入，作针吸细胞学或组织学活检，或进行某些引流及药物注入治疗。

6 多普勒成像技术

一束发射频率固定的声波或超声波，在传播过程中遇到与发射声源有相对运动的物体时，将出现反射频率与发射频率不同的现象。这种现象被称为多普勒效应，是声波和超声波的重要特性之一，在本书“超声检查的方法”一节中，已略有提及。

超声检查时，尽管被检查者是静静地躺在检查床上，但人体内的许多组织器官却还是存在着运动的现象，如心脏的搏动、血液的流动、胃肠的蠕动、呼吸的运动等。当超声波束遇到了这些运动的组织器官时，亦会产生多普勒效应。

能不能利用多普勒效应来作“文章”呢？

答案是肯定的。

我们知道，由多普勒效应所产生的反射声波频率，是增加还是减少，其增加或减少的幅度是大还是小，都取决于运动物体与声源的相对运动方向以及运动的速度。反过来说，如果我们能够检测到反射声波频率的变化情况，就能够从中分析出这些运动物体的运动方向和运动速度。

多普勒超声诊断仪，或称为 D 型超声诊断仪，就是利用多普勒效应对体内运动器官和血流进行检测的专门仪器。从 1959 年日本学者初次应用多普勒效应研究心脏以来，已有多种多样的多普勒超声诊断仪问世。根据其检测技术的不同，可分为连续式和脉冲式两大类。

根据处理和显示方式的不同，连续式多普勒超声诊断仪又有监听式多普勒超声诊断仪、相位式多普勒超声诊断仪、指向式多普勒血流仪和超声多普勒显像仪等。

最初的多普勒超声诊断仪只能探测到超声波的频谱变化，反映血流的方向和速度，属于一维的显示。后来，能实现定位分析的、二维的多普勒超声诊断仪问世了，它能将组织的解剖图像与血流的运动状态同时显示，诊断信息大大增加。到了 20 世纪 80 年代，随着彩色编码技术的发展，多普勒彩色血流显像诊断仪也研制成功，诊断效能更得到了空前的提高。

多普勒超声成像技术，能够判断血流的方向和性质，分清是层流、射流、涡流还是紊流，从而明确是正常还是异常的血流；能够测定血流的速度，包括峰速、平均速度、加速度和减速度，测定心腔和血管内的压力，测定瞬时最高压力阶差和平均压力阶差，评估血管是否狭窄以及狭窄的程度，评估心腔的收缩和舒张功能；能够测定心腔及血管的内径，并根据血流速度值计算出每搏排血量和每分钟排血量；能够通过多种多普勒测量指标，评估体循环和肺循环、颅内外血管、外周动静脉等是否存在异常分流以及异常分流的部位和分流量等。

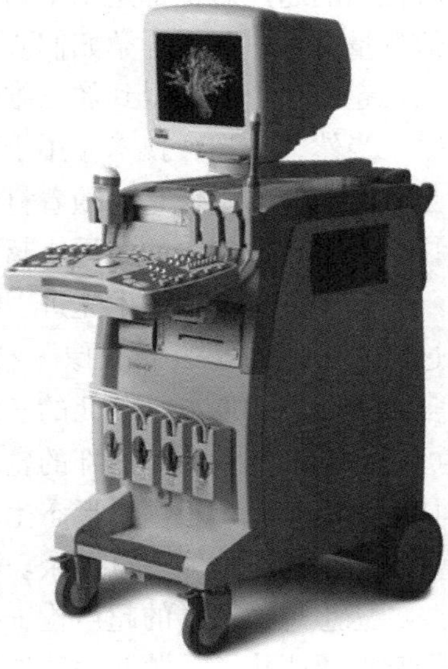
图 2　彩色多普勒三维超声机实景

正因为多普勒超声成像技术有以上所述的“能耐”，目前其已被广泛地应用于对全身各个系统、脏器和部位的血流信息检测。可以说，几乎对所有与血流有关的器官、部位或者病变，超声多普勒成像技术都有检测能力。

7　神奇的三维超声

人人都希望自己的孩子健康、聪明，但却已经有了太多太多的畸形儿来到了人间，给他们的家庭甚至社会带来了太多的烦恼。因此，年轻的准妈妈们都很想知道：自己腹中的宝宝是否健康，是否存在先天性的缺陷，是否需要采取医学措施帮助胎儿，或者是否应该中止妊娠，以避免畸形儿的出生。

为了解答准妈妈们的这些困惑，进行详细的产前检查是一个很好的办法。但是，一般的临床检查难以发现胎儿的异常；而X线摄影、CT检查等又可能对胎儿产生射线危害；因此，超声检查几乎成为孕妇唯一可以接受的影像学检查方法。

一般情况下，无论是常见的B超还是多普勒彩色血流成像，所得到的超声影像都是二维的平面图像。而二维的图像所得到的信息量有限，要解开孕妇们心中那么多的疑问的确存在困难。那么，超声检查能否得到像三维CT那样的三维图像呢？

当然，在超声技术应用于医学领域的初期，要实现三维成像是不可想象的。但是，随着科学技术的发展，随着先进的计算机技术在超声检查中的应用，超声三维成像已经成为现实。

现在，有一种技术先进、功能完善的超声成像系统，能够通过一种所谓的“表面成像”技术实现胎儿表面的图像重建，从多个不同的角度显示胎儿的三维图像，立体感非常强。这种图像可以清晰地展示胎儿面部的轮廓、躯干和四肢的外形，胎儿的小耳朵、小鼻子、小嘴巴形态生动，对其打哈欠、吞羊水、吃手指等可爱的样子也能一览无余。

您想想，这样的超声检查技术，就好像是将孕妇们的腹壁和子宫壁透明化了，胎儿完整地展现在医生的面前，医生自然就能够对胎儿的早期发育作出明确的诊断。除此之外，胎儿在母腹中生长发育以及活动的情况还可以通过照片、录像或刻录光盘的形式记录下来，给他们的准妈妈、准爸爸们观看，或留作永久的纪念，这又是一件多么温馨的事呀！

除了表面成像模式之外，目前的三维超声成像技术还有透明成像及多平面成像（或称断面成像）模式。

三维超声成像技术用作胎儿成像，已经取得很大的成功。如对胎儿面部发育异常（唇裂、腭裂等）、颅骨发育不全、颈后淋巴水肿、胸腹部肿瘤及缺损、内脏外翻、脐疝、腹水、肾积水、肾囊肿、脊柱裂、脊膜膨出、先天性巨结肠、四肢发育异常（多指或指畸形、关节畸形等）都具有特异性的诊断价值。

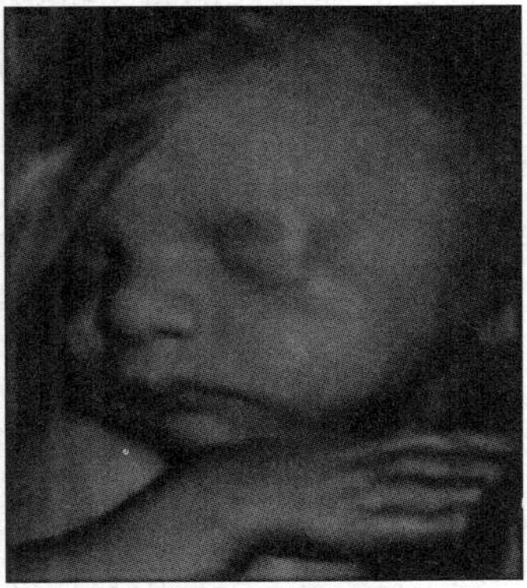

图3　宫内胎儿三维显示

毫无疑问，三维超声成像技术绝不仅仅局限于观察胎儿。目前，它的适应范围已扩展到心脏、脑、肾、前列腺、眼科、腹部肿瘤和动脉硬化的诊断，为影像学诊断疾病提供了又一个很好的手段。

8　超声也用对比剂

自从超声检查方法在临床上推广应用以来，超声诊断在心、血管疾病的诊断方面已占据日益重要的地位。然而，由于在心、血管内流动着的血液是一种大致均匀的介质，没有明显的声阻抗差，发生超声反射和散射的能力很弱，在超声影像上几乎都是暗区，其影像质量难以满足某些诊断要求。

那么，有没有好的办法来解决这个问题呢?

在前面的几章中，我介绍了在传统 X 线、CT、MRI 检查中使用对比剂来改善组织器官影像对比的方法。同样，超声诊断学专家们也致力于寻找能提高和改善超声影像质量的对比剂，并且获得了成功。

事实上，世界上的第一种超声对比剂于 1968 年就开始在临床上应用了，以后又有不少的超声对比剂产品问世，其在临床上的应用也日趋增多。

超声对比剂产生信号增强的主要机制在于它们含有多量的微气泡。因为气体的声阻抗最大，属于全反射型介质，当含有多量微气泡的超声对比剂注入血液时，足以产生强烈的反射信号，从而提高声学对比。

合格的超声对比剂必须是既能满足增强声学效应的需要，又不至于导致气体栓塞血管的副作用发生。具体来说，超声对比剂所含的微气泡既要有一定的数量，有一定的稳定性，同时又应该足够微小。当然，作为微气泡载体的药物制剂本身也应该性能稳定、无毒、无副作用，最好还要使用方便、价格低廉。

迄今为止，临床上应用过的超声对比剂已有数十种，包括含空气、氧气、二氧化碳、氮气、氢气的对比剂。如美国研制的“ALBUNEX”是一种含空气的白蛋白微球，德国研制的“LEVOVIST”是由乳糖与棕榈酸组成的水溶液。所谓“第二代超声对比剂”，甚至有号称“第三代超声对比剂”的，多为由碳氟类物质制备成的微球、乳剂和脂质体，该类物质性能非常稳定，能在血管内停留足够长的时间。

近年来，超声对比剂在临床超声诊断中的应用中取得了突破性的进展。超声对比剂的微气泡直径小，可通过肺循环，性能稳定，半衰期长，对人体无害，具有良好的造影作用，能提高显像效果并且显著提高肿瘤的检出率。可以预期，性能优良的超声对比剂将会更多地应用于临床，起到改善超声影像质量、提高诊断符合率、拓展超声应用领域的良好效果。

9　将探头引入体内

一般情况下，如果要进行超声检查，医生们总是会将超声探头，放在最接近需要探查的某个脏器的人体表面，来进行超声扫描检查。

然而，尽管超声探头已经放在最靠近某个脏器的皮肤表面，但对于比较深在的器官，我们仍然会有“鞭长莫及”之感。如果在这个需要检查的脏器与皮肤之间，存在空气等全反射、强反射的物质，要想看清后面的结构，更是难以办到。

要想让深部的组织器官显示出清晰的超声图像，人们自然地就会想到：能否将超声探头送到需要探测的器官之中，或者起码是尽量靠近的部位，来一个“仔细端详”？

在外科手术过程中，人体的某一个部分如腹壁已经被切开了，这为我们将超声探头引入体内进行检查创造了一个机会。在肝的包膜上直接检查，比在腹壁上检查肝脏肯定会清晰得多。

但是，术中作超声检查毕竟是不得已而为之。我们难道就没有办法在不切开人体组织的前提下，将超声探头引入体内进行检查吗？

经过科学家们的不懈努力，这个愿望已经实现了。首先，他们把探头做到小型化，然后利用人体的自然腔道，将探头送入体内。

这些经人体腔道送入体内的超声探头，即称为腔内探头。迄今为止，科学家们已经开发出了能插入直肠、阴道、胃肠道、尿道甚至能插入血管内进行检查的专用超声探头。这些腔内探头为近距离检查体内脏器提供了有效的途径；同时，由于腔内探头的频率高，因而分辨率更高，图像更清晰，诊断的准确性更高，能够发现体表探头所不能显示的微小病灶。

更进一步的应用是所谓的超声内镜。

何为超声内镜？超声内镜是将微型高频超声探头安置在内镜（关于内镜，在“影像发展篇”中有专门的论述）的顶端，可在体内进行内镜和超声双重检查的方法。

超声内镜的好处在于，当内镜插入人体腔内以后，通过内镜能直接观察体腔内表面的形态，同时，又可进行实时的超声扫描，以获得腔壁各层次的组织结构特征以及周围邻近脏器的超声影像，从而发挥两种诊断手段各自的优势，提高诊断的水平。

目前，科学家们已经开发出了许多超声内镜的品种。如按照其适用范围可分为超声胃镜、超声肠镜、超声腹腔镜等；按照扫描方式可分为线阵式超声内镜、扇形扫描超声内镜；按探头运动方式可分为电子触发式超声内镜、机械旋转式超声内镜；按器械结构可分为纤维超声内镜、电视超声内镜、多普勒超声内镜等。

从已有的这么多类别当中，我们可以看出，超声内镜已经成为影像学家族中不可小看的一支生力军。

10 黏黏糊糊啥玩意

不知道您有没有接受超声检查的经历，如果有的话，您会发现：进行超声检查前，医生总会在患者身上涂一些类似油膏的东西，黏黏糊糊的。

这些黏黏糊糊的东西，在超声检查时非常有用，我们称它为耦合剂。

为什么要用耦合剂呢？

您知道，超声波在各种不同物体、介质中的传导速度是不同的，它们的反射系数也是不同的。空气属于全反射型的介质，反射系数接近 100%，透射空气而传导到深层组织的超声波几乎为 0。

超声检查往往都是通过皮肤来探查深部的组织器官的，探头和皮肤之间实际上无法做到紧密接触，总会或多或少地存在着薄层的空气。如果不用耦合剂，超声波就会被皮肤与探头之间的薄层空气完全反射了，根本无法向深层的组织器官传导，也就无法得到其反射回声，那么，想要探测体内组织器官状况的目的就只能落空了。而使用耦合剂后，就能排除皮肤与超声探头之间的气体，从而能够很好地显示出体内脏器的超声图像。

气体的存在对于超声的传导非常不利，这也是超声检查对于含气脏器效果不佳的主要原因。例如，我们要作胃的超声检查，必须要饮大量的水及排气药物，且让这些水在胃中停留一段时间，才便于层层观察。

新的问题又出现了，既然在胃内充满水之后，就可以检查了，那么，我们在皮肤上用水作为耦合剂行不行?

当然也行，但是水在皮肤与探头之间停留的时间很短，一会儿就流走了，观察效果较差，不能令人满意。研究者们也曾经试验了多种物质来作为耦合剂，如蓖麻油、凡士林等，但它们存在污染衣服、损害探头等缺点。

理想的耦合剂应该具有透声良好、不易流淌但又容易挤出、不污染衣服、容易擦除、色泽透明而不含气泡、均匀而不含杂质、稳定性好而不易变质、不腐蚀探头、不刺激皮肤等优良的性能。

经过许多的努力，科学家们已经研制出了一些质量较好的超声耦合剂供我们选用。目前应用的耦合剂一般都是由高分子材料为主配制的水溶性物质，具有一定的稠厚度，流动性不像水那么大，且润滑、无油，一擦即干净，不会污染衣物，又不会损伤仪器和探头，基本上能够满足我们的要求。

11 超声影像看什么

面对着一幅幅超声检查影像，我们应该从哪里着手，去观察分析呢?

我们知道，超声影像是由体内的各个不同组织器官对超声波不同程度的反射所造成的。这些影像包含着许多的信息，我们可以从以下几个方面入手，进行分析判断。

（1）形状和大小。人体的各个器官都有一定的大小范围和外形特征，如果超出了一定的范围，都是不正常的。例如，体积增大时，提示为肿胀或有占位性病变出现；体积缩小则可能为萎缩或发育不全；肝脏可因癌肿的生长而使其外形变化出现“驼峰征”；子宫可因肌瘤的存在而形态不规则，等等。

此外，组织器官内的病灶当然也有形状和大小的区别。是圆形、卵圆形、分叶状、条索状，还是不规则形，是小的结节，还是大的肿块，都对判断病变的性质有很大的帮助。

（2）边界回声。器官或病灶的边界都是不同回声组织的界面，正常有包膜的器官的边界回声应该是光滑完整的，相互之间分界清晰。同样，组织器官内的病灶如果可见光滑完整的边界回声，也表示其具有包膜，多代表良性的病变。如果其边界回声模糊不清或不规则，则多表示病灶呈浸润性生长，要考虑恶性病变的可能。此外，病灶边界回声的强弱，有无伴随“光环征”、“声晕征”等，对病灶性质的判断也有帮助。

（3）内部结构回声。正常的组织器官都有与其相应的回声特征，如果其内的正常回声结构消失、回声界面增多或者减少、回声的均匀度失常或出现异常回声等，都代表有病变存在，不同的回声改变也预示着不同的病变性质。

（4）后壁及后方结构回声。不同的病变组织对于声波的反射是不同的，有的可造成后方的回声增强，有的则会造成后方的回声减弱，有的还可出现彗星尾状的“声影”。这些都是由病灶的不同性质所决定的，分析这些改变，自然有助于对病灶性质的判断。

（5）周围回声。病灶周围组织的回声特征，也可因不同病灶的存在而发生不同的改变，对定性诊断有一定的价值。如在实质性器官内的占位性病变，当病变呈膨胀性生长时，其周围的回声往往呈较均匀的增强，周围的血管等结构可见因推挤而移位；当病变为浸润性生长时，则周围的回声强弱不均，血管结构可出现中断；当病变为脓肿时，则其周围回声往往呈现出一种逐渐移行的“灰阶梯度递减区”。

（6）病灶与周围结构的关系。它是压迫推移、粘连或浸润，也能在一定的程度上反映病变的性质。

（7）病灶的量化分析。对病灶的各种特征进行比较精确的度量，可以从不同的侧面进行量化分析，从而判定病灶的性质、分期或分型。这些量化分析数据包括病灶数目、大小、径线、面积、体积、位置及范围等。

（8）功能性分析。虽然超声检查主要反映形态学信息，但某些器官的功能变化也能得到显现，从而有助于对病灶特性的整体把握。例如，通过脂肪餐试验，可以观察胆囊的收缩功能；空腹饮水后，可以检测胃的排空功能及胃肠的蠕动功能等。

总之，在观察超声检查影像时，我们应该多方面寻找诊断信息，养成全面分析的习惯，才不至于造成诊断错误。

本节所提到的“驼峰征”、“光环征”、“声晕征”、“声影”等，是表示超声回声某些特征的一些比较形象的术语，这样的术语还有很多，例如，牛眼征、靶环征、假肾征、平行管征、光团、光斑、光点、光带等，均能对病灶的描述起到准确传神的作用，有利于诊断信息的表达和传递。

12 超声的治疗作用

您知道吗？超声波应用于医学领域，除了诊断目的之外，还可发挥治疗作用。

超声波为什么能治病呢？这是因为超声波对于人体可以产生三种效应。

其一是机械效应。由于超声波是一种机械振动波，所以，机械效应是超声波最基本的原发效应，不管其强度大小如何，均可产生这种效应。超声振动可使人体内的组织细胞受到交替变化的压缩和伸张，旋转和移动，细胞内物质也可因之而发生流动。

其二是温热效应。温热效应实际上是超声波的机械能在体内转变为热能的过程中产生的，故也可看作机械效应的继发效应。超声的温热效应除了与超声的剂量有关之外，也与在不同组织内的吸收率有关，因此超声波在组织内的产热是不均匀的。

其三是理化效应。这种效应是上述两种效应的继发效应，包括弥散作用、触变作用、空化作用、聚合和解聚作用等，这是超声发挥治疗作用的一个重要方面。

超声的上述三种效应是一个相互联系的有机整体，其中机械效应是基础。在不同的具体情况下，这三种效应的作用也有着显著的不同。

应用于治疗的超声波与用作诊断的超声波有所不同。超声诊断所用的是小剂量的高频超声波，因为它仅以提取组织细胞的超声信号为目的，要尽量避免产生生物效应。而用于治疗目的的超声波却要采用低频率、大功率的超声发射机来产生，目的就是要强化超声波的治疗效应。

超声治疗的兴起早于超声诊断。在20世纪20年代，已有研究超声波生物效应的论文发表，并开始了超声治病的试验。超声治疗发展至今，已经出现了许多种类的大、中、小型超声治疗机，用于全身多种疾病的治疗。除用于临床治疗目的之外，近年来，其服务领域不断拓宽，已延伸至预防和保健领域。

如超声可改善皮肤营养，促进真皮再生，增加汗腺分泌；可以使挛缩的肌肉松弛从而起到解痉的作用；可以刺激结缔组织增生和肉芽生长从而有利于伤口的愈合；可以刺激骨痂生长；可以促进神经纤维的再生及肌肉神经的再支配，还可起到镇痛的作用等。迄今为止，临床上已有利用超声治疗全身各个系统疾病的大量应用研究报道。

除了普通的超声治疗方法之外，近年来应用损伤性大剂量超声的治疗方法也已取得突破性的进展。如高强度聚焦超声治癌、超声体外碎石、超声手术刀以及超声节育等，正逐渐受到重视，并不断得到推广应用。

13　超声检查别滥用

超声检查以其简便安全、费用低廉而广受欢迎，更因其对鉴别囊、实性肿块的确切意义而备受推崇。一提起超声检查的优点，大家就会说到它的安全无害，于是就有人放肆地使用超声检查，甚至将超声检查当作一种方便的工具，用来判断腹中的宝宝到底是男还是女。

然而，超声检查就真的完全无害吗？

上一节，我说到了超声波的治疗作用，提到过超声振波碎石、超声聚焦治癌、超声手术刀以及超声节育等。超声波居然能将人体内的结石振碎？超声居然能够杀灭肿瘤？超声还能节育？您会不会觉得有点令人吃惊？

实际上也不奇怪。说到底，超声波是一种机械波，它具有较高的能量，在军事领域，甚至已开发出了超声波武器。当超声波在体内传播时，必然也会发生能量的传递，必然会产生机械效应和热效应，从而对体内的组织细胞产生破坏作用。科学家们很早就发现了这个作用，因而开发出了“体外超声振波碎石”设备，无须开刀就可以把体内的结石击碎而使其排出；还开发出了“超声聚焦刀”，无须开刀也能使肿瘤缩小甚至消失。

如此说来，超声波在体内的能量传递过程，倒是好事了。

但事物总有两面性。我想，您肯定也会有另外一个印象：超声波既然能够击碎结石，杀灭肿瘤，难道就不会殃及无辜？

事实上的确如此。科学家们已经证实，超声波能够引起组织细胞的死亡。

与X线引起人体细胞损伤的情况相似，超声波引起人体细胞死亡也有量的关系。如果没有超过一定的量，也就是说在“阈值”以下，就是安全的。

当然，我们平常作超声检查时，所用的超声能量有限，一般处于人体所能耐受的剂量阈值以内。但是，很可惜，目前医学上还没有一个明确的标准，来表示人体到底能承受多大的超声剂量。

滥用超声检查，既造成了重复检查的浪费，也存在潜在的危险；此外，滥用超声检查对于心理作用的影响，也值得注意。据文献报道：有一组美国学者，对100多位孕妇进行研究，在她们怀孕的第18周及第37周分别用问卷评定她们在孕期的精神负担，并用仪器观察胎儿的生长发育情况，然后将这些孕妇分成两组：一组知道所怀胎儿性别，另一组则不知道。研究表明，孕妇过早知道胎儿性别，不利于孕妇的心理健康及胎儿的生长发育。

因此，笔者建议：对于看似安全的超声检查，也不可滥用。

核医学篇

蛛丝马迹无遗漏，放射核素有奇招

1　何谓放射性核素

我们学过化学，知道元素周期表。我们知道，大千世界中的一切物质，都是由分子组成的，分子又是由原子组成的，原子由原子核和核外电子组成，原子核又含有质子和中子。每一种原子在元素周期表中都有自己的位置。

然而，在元素周期表中占据同一个位置的可能会有多种不同的原子，它们的中子数不同，但都具有相同的核电荷数（即相同的质子数）。这些原子即总称为一种元素。由于在元素周期表中占据的位置相同，这些具有相同质子数和不同中子数的原子又互称为同位素，如制造氢弹的氘、氚就是氢的同位素。

在这些同位素中，有的结构稳定，能长久地保持同一状态；而有的则结构很不稳定，能自发地、不断地放射出肉眼看不见、具有一定穿透力的射线，其自身则同时发生衰变。能够自发地放射出射线的同位素称为放射性同位素，又称为放射性核素，如制造原子弹的铀、钚等就属于放射性核素。

各种放射性核素放射射线、同时发生衰变的速度是不一样的，有的很快，有的又很慢，这种衰变速度可用“半衰期”来表示。所谓半衰期，是指放射性核素衰变一半时所花费的时间。有的放射性核素的半衰期远少于1秒，有的则长达若干年。

如果将相当大量的放射性核素集中起来，使其所放射出来的射线量达到一定的规模，自然将对人体产生毁灭性的损害，这也是核子炸弹让人恐惧的原因。但如果我们仅仅只用少量的放射性核素，在严密的控制下使用，则不但可以做到不伤害人体健康，而且可以为人类的健康服务。

将放射性核素应用于医学领域，就形成了一门新的医学门类——核医学。

放射性核素自发放射的射线有几种，即阿尔法（α）射线、贝塔（β）射线和伽马（γ）射线。由于α射线和β射线带有电荷，质量也比较大，穿透力比较弱，在影像学上的应用很少。而γ射线是不带电荷的光子，穿透力很强，通过专用的仪器能够很好地追踪和监测。因此，在临床应用中，基本上都是应用能够放射γ射线的放射性核素来进行核医学检查的。

应用于医学上的放射性核素的半衰期既不能太短，也不能太长。除此之外，医用放射性核素在被引入体内后，应该表现出一定的生物学行为，即能被某一脏器的某种细胞摄取或聚集，或者能被某种脏器的某种细胞清除和排出，又或者能够参与某一代谢过程。目前，在医学上应用得最多的放射性核素有锝 99（^{99m}Tc）、碘 131（^{131}I）、铊 201（^{201}Tl）、磷 32（^{32}P）、镓 67（^{67}Ga）、铟 111（^{111}In）、钴 60（^{60}Co）等。

顺便说明一下，上述元素符号的左上角的上标数字表示的是核素的质量数，相当于原子核内的质子和中子数之和，此外，^{99m}Tc中的上标符号 m 表示具有较高能量的亚稳态。有时还会在元素符号的左下角用下标数字表示原子核内的质子数（即原子序数）。如用$^{1}_{1}H$ 表示仅有一个质子的氢原子，用$^{2}_{1}H$、$^{3}_{1}H$ 表示除了一个质子之外，还有一个或两个中子的氢的同位素氘和氚。不过，左下角的下标数字通常是不用标记的。

2　放射性核素的作用

笼统地说，将放射性核素应用于医学领域，与 X 线一样，既可作为诊断手段，也可作为治疗的手段。

利用放射性核素来诊断疾病，可以在体外即在实验室内进行，这种方法可被称为“体外诊断核医学”。最有代表性的是“放射免疫分析法”，它是一项超微量生物活性物质测量技术，通常用来检测体液（血液、唾液、尿液等）内的各种微量物质。

如果用一般生化分析方法来检测微量物质，其最小的检出量单位一般仅为毫克或微克；而如果采用放射免疫分析法来检测，竟可测至纳克（毫微克）、皮克（微微克），敏感性提高了1 000 000倍！因此，放射免疫分析法又被称为“超微量分析法”。

与体外诊断核医学相对应的是“体内诊断核医学”。即将放射性核素或其标记物引入体内，再用专门的探测器在体外监测其行踪。

为什么能用这种方法来诊断疾病呢？

首先，放射性核素在体内能够放射出射线，射线的量与放射性核素的量是一致的，因而放射性核素存在体内哪个部位，哪里多、哪里少都可以在体外被检测到。其次是人体内的各种脏器或组织具有不同的代谢特点，对不同的放射性核素及其标记物能够选择性地吸收。

比较简单的体内诊断核医学方法，是“非显像检查法”。它是用简便、粗糙的放射性探测器，在某些脏器的体表投影区，记录放射性核素在这种脏器内被摄取、聚集和排出的情况，以时间—放射浓度曲线等形式表示出来，如检测肾功能的肾图描记法就是一种以曲线形式表达的非显像检查法。

随着科学技术的发展，属于体内诊断核医学范畴的“放射性核素显像”方法越来越受到重视，在临床上的应用越来越多。相反，放射性核素的非显像检查法，由于定位不确切，结果欠可靠而逐渐淡出临床应用领域。关于放射性核素显像，下一节我还将专门进行介绍。

除了诊断上的用途之外，放射性核素还能发挥治病救人的作用。

那么，放射性核素为什么能用于治病呢？

简单地说，放射性核素所产生的射线，能对人体细胞造成生物效应，当达到一定量时，可引起细胞死亡。癌细胞对射线的敏感性高，因而更易受到损伤。我们既可以用穿透力强的 γ 射线来进行外照射，也可以将某些放射性同位素放置在体内的病变局部，利用穿透力弱的 α 射线和 β 射线来进行内照射或近距离照射治疗。

关于放射治疗问题，在本书的“影像发展篇”中还有一些相关的内容。也许，您心中正疑惑着的问题，在那里会有答案。

3　不一般的核医学

追溯核医学的发展历史，有人认为它与影像学同源，即从伦琴发现 X 线这种放射线时算起。有的则认为 1896 年亨利发现铀盐的放射性，1898 年居里夫妇成功地提取了具有放射性的镭是核医学的起源。如此说来，核医学也跟影像学一样，经历了一个多世纪的风雨历程。

然而，在其发展的初期，核医学走的跟影像学并不是同一条道路，即并不显示人体的内部影像。事实上，直至今日，影像学也并不能将全部的核医学内容涵盖在内。

我们知道，影像学以将人体的解剖结构、生理功能甚至代谢状况以二维或三维的图像形式表现出来为特征。那些以实验数据、曲线波形等形式，反映人体器官功能的检查方法，不属于影像学的范畴。

据有关资料分析，核医学包括影像核医学、实验核医学、核医学体外分析、放射性药物、治疗核医学、核医学仪器、核物理、核医学继续教育和核医学科学管理等内容。因此，核医学是一门体系繁杂的学科门类，属于影像学范畴的所谓“影像核医学”只是其中的一部分。

前一节，我们提到过的体外诊断核医学、放射免疫分析法、放射性核素非显像检查法等，都不属于影像学的内容，因此本书不作详细的介绍。

本书是论述影像学的，因此，影像核医学才是我们关注的重点。

那么，什么是影像核医学呢？

影像核医学，或称为影像型核医学，指的就是放射性核素显像。它是将某种放射性核素引入体内，利用脏器内外、脏器之间、正常与病变组织之间的放射性浓度差别来达到显像目的的影像检查方法。

根据显像方式的不同，我们可以将放射性核素显像进行不同的分类：静态显像，动态显像；局部显像，全身显像；平面显像，断层显像；阳性显像，阴性显像等。各种不同的显像方式各有其特点和优势，在医学实践中医生可以根据不同的目的选择应用或联合应用。

当然，要达到检查目的，除了核医学显像设备之外，对不同组织有不同亲和力的放射性核素或者其标记物也是必不可少的。

用于医学诊断或治疗的放射性核素及其标记物，统称为放射性药物；用于显像目的的放射性药物也被称为显像剂。

4　显像剂来自何方

要实现放射性核素显像，需要使用放射性药物，也就是显像剂。那么，显像剂从何而来呢？

大自然中存在一定的放射性核素。居里夫妇从堆积如山的矿石中提炼出的 1 克镭就是一个显著的例子；核电站、原子武器也都是利用天然的放射性核素。

但是，上述的这些天然的放射性核素似乎都不能满足医学的用途。因为，供医学显像用途的核素应该满足一定的要求：即除了核素本身应对人体无害之外，还要放射出适量的射线以供仪器在体外探测，而且其射线对组织的损害应最小；此外，显像剂对靶器官应具有专一性，并在其中有适当的滞留时间。

因此，供医学上使用的几乎全都是通过一定的方式和程序生产出来的人工放射性核素。

人工生产放射性核素有三种方式：

其一是利用核反应堆。例如，临床上常用的放射性核素^{131}I、^{125}I、^{32}P等，都是在核反应堆中，以^{235}U、^{239}Pu为核燃料，产生中子束轰击^{130}Te、^{124}Xe、^{31}P、^{32}S等靶原子核而生产出来的。

其二是利用医用回旋加速器。用这种方式生产的放射性核素比较多，如^{67}Ga、^{111}In、^{201}Tl、^{11}C、^{13}N、^{15}O、^{18}F等。这些放射性核素的半衰期短，不宜用第一种方式生产后远距离传送，应在核医学检查场所就近生产，医用回旋加速器正合要求。它的生产方式是将带电粒子如质子、氦核等在回旋加速器内加速后轰击靶原子核，使其产生核反应，从而获得人工放射性核素。

其三是利用放射性核素发生器。放射性核素能发生衰变，衰变后的核素仍是不稳定的放射性核素，将继续衰变，从而形成一个衰变链，或者说是形成了一个放射性核素母子体系。放射性核素发生器是一种能从长半衰期的母体核素中分离出短半衰期的子体核素的装置，它有一个形象化的称呼——母牛。这种生产方式的优点在于母体核素半衰期长，可运送到远离核素生产基地的地区，以便当地使用半衰期短的子体核素。如$^{99}Mo-^{99m}Tc$发生器就是临床上最常用的放射性核素发生器。

为了让放射性核素有选择地进入体内某一脏器或某一类组织内，体现体内分子水平的代谢过程，临床上常将放射性核素引入到某些具有生物学作用的化合物中，即“标记”化合物，使其随这种化合物一起代谢。放射性核素标记化合物的方法也有三种：

其一是核素交换法。即用放射性核素与化合物中原有的不具放射性的稳定同位素发生交换反应，将化合物中的一个或一个以上的原子由放射性核素的原子取代。

其二是掺杂法。即将放射性核素引入到一种已知其生物学作用而且可形成共价键或配位键的分子当中，通过螯合作用而形成放射性标记物。

其三是生物及化学合成法。通过植物的光合作用、微生物或动物体内的代谢过程来合成放射性药物的方法是生物合成法；化学合成法则是用简单的小分子合成复杂的大分子的过程。

显像剂在体内一边代谢，一边不断地放射出射线，通过显像装置的显影，就能提供有关脏器病变的功能和分子水平的信息。

5 核医学显像方法

前面提过，根据显像方式的不同，我们可以将放射性核素显像进行不同的分类：静态显像，动态显像；局部显像，全身显像；平面显像，断层显像；阳性显像，阴性显像等。

在这一节，我想就这些显像方法作简要的说明。

所谓静态显像，是指某一观察面在一定时间内的总放射性分布图像。这种显像方法简便易行，适用范围广泛，尤其适用于小器官显像或作为粗略观察某器官的形态、位置、大小、有无占位性病变的分析之用，如用于甲状腺、胸腺、胰腺、肾上腺、睾丸、前列腺以及心、脑、肺、肝、脾、肾等脏器的显像等。

所谓动态显像则是指在一定的时间内，对某器官的某一观察面进行连续分时采集，获得不同时间的动态图像。由于引入了“时间—放射活性曲线”的概念，所以特别适用于对脏器功能的判断，如观测胃排空、骨摄取、肝胆肾脏的排泄，利用门控技术触发显像还可检测肺的呼吸运动功能以及心脏的收缩舒张功能等指标。

局部显像与全身显像是一组相对的概念。所谓全身显像，是指将显像剂引入人体之后，全身各部位都处于采集范围，通过检测全身的放射性分布信息，从而获得全身性的图像，如全身骨显像、全身血池显像、全身淋巴显像、全身软组织显像、全身肿瘤标记物显像等都属于全身显像。这种全身普查式的显像方式，对寻找恶性肿瘤的转移灶、指导治疗方案的选择有重要的作用。

不属于全身显像的显像方式即称为局部显像。这种方式包括的范围很广，各个不同脏器的各种检查方法均可称为局部显像。这种方式的显像当然适宜于重点突破、有的放矢的感兴趣区显像。

另一组相对的概念是平面显像和断层显像。平面显像，即二维显像，一次显像只能观察一个平面图像。而断层显像，是指对靶器官进行大角度、多平面的信息采集，用计算机进行图像处理（重建、切层、放大、投影），得到一定厚度的不同观察面和深度的断层图像。这一组概念的关系有些类似于X线平片和CT图像之间的关系。

阳性显像又称为热区显像，是指以放射性增高为异常的显像方法。相反，阴性显像又称为冷区显像，是指以放射性减低为异常的显像方法。

还有一组相对的概念是运动显像和静息显像。所谓运动显像，又称负荷显像，是指采集靶器官（主要是心脏）在负荷状态下核素分布信息的显像方法，类似于心电图的“运动试验”。静息显像，即指被检查者处于静止休息状态下，采集靶器官内核素分布信息的显像方法。

事实上，上述的显像方法分类只是从某一个角度出发，在临床应用中会有许多不同的组合形式。如局部的动态显像、全身的静态显像、局部的断层显像、全身的平面显像等。各种不同的显像方法各有其特点，在医学实践中医生可以根据不同的目的选择应用或联合应用，如静息显像常与运动显像方式配合应用；脑的血流显像既是阳性显像又是阴性显像等。

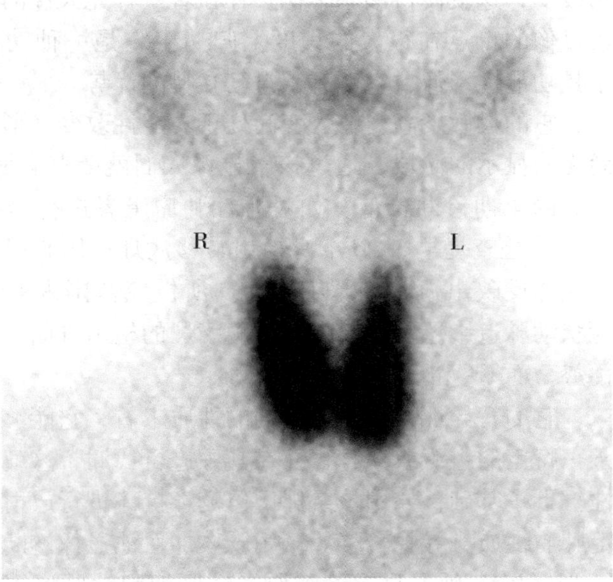

图 1　甲状腺静态显像，所示蝴蝶领结状影即为甲状腺

6　核素显像的特点

放射性核素显像作为影像学的一员，在诊断疾病领域发挥着越来越大的作用，其重要性已引起越来越多的关注。为什么呢？因为核素显像有自己独特的性质。

那么，问题又来了，核素显像到底有些什么特点呢？

在本书的前面几章里，我跟大家谈到的那些影像学检查方法，如 X 线、CT、MRI、B 超等，无一例外都是形态学检查方法。大家都知道，形态和功能是对立统一的两个方面。形态学信息是重要的，但仅有形态方面的信息，有时并不足以反映器官组织的真实情况。而且，在病变的发展进程中，功能性改变往往先于形态的改变，这就使得形态学检查存在着一种先天性的缺憾。

核素显像的特点在很大的程度上归功于它是一种功能性影像。由于是功能性影像，它就有了自己独特的优势。

第一，它的灵敏度高。在病变尚处于功能性改变、形态学检查方法尚无法显示的阶段，通过核素显像人们就能够有所发现，它具有良好的早期诊断价值，如对恶性肿瘤患者进行全身骨显像，可比 X 线检查提早 3 ~6 个月检出转移病灶；用心肌灌注显像检查，能够反映出冠状动脉细小分支所供应范围内的心肌缺血，比冠状动脉造影还要敏感；在癫痫病灶的检出方面，核素显像也有优势，而 CT 和 MRI 却无能为力。

第二，它的特异性高。从显像剂的性质来看，它能够选择性地进入某一特定的组织或器官，并在其中进行代谢，这就为诊断的特异性打下了基础，如用核素标记单克隆抗体进行放射免疫显像，判定肿瘤性质，寻找转移灶；用胶体加血池显像诊断肝血管瘤；用^{99m}Tc－PMT 延迟显像诊断原发性肝细胞性肝癌等，其诊断准确率接近 100%。

第三，它能达到分子水平显像。由于核素检测仪器和显像剂的飞速发展，核素显像能够观察到大脑细胞在思维活动中的糖代谢变化情况，能够观察心肌细胞在心动周期中的糖代谢变化、心肌梗死部位的无氧糖代谢情况，同样也能够观察到肿瘤细胞内的糖代谢情况。在这一点上，任何其他的影像学检查方法都是不可比拟的。

第四，它是功能与形态相结合的影像。除了功能性显像之外，核素显像实际上也能够显示组织器官的形态学信息。因此，在核素显像的图像中，我们不但能够通过显像剂的分布，分析靶器官的整体或局部功能，而且能够分析这个器官的形态、位置和大小。当然，在形态学信息的显示方面，核素显像目前还无法取代其他形态学影像检查的地位。

第五，核素显像是无创性检查方法。虽然，核医学检查离不开放射性核素、离不开放射线，但事实上，在一次核医学检查中，患者受到的辐照甚至远小于一次 X 线平片的剂量。此外，核素不存在过敏反应，除特殊造影外亦无须进行动脉穿刺或插管，而这些情况在 X 线血管造影时是无法避免的。

7　核素诊断的局限性

上一节的介绍会不会让人觉得核素检查无所不能、神乎其神了呢?

如果真是这样，那么，在这一节中，我不得不来泼一泼冷水。

尽管核医学的发展历程已超过 100 年，但现代的影像型核医学只是在近 30 年来才得到飞速发展，尚属于一门新兴的学科，仍存在着不成熟的特性。此外，它与任何其他的影像学检查方法一样，也存在着其固有的缺陷和局限性。

首先，核素显像对于解剖结构的分辨，不如 CT、MRI 等形态学影像检查方法来得清楚。大家知道，核素显像需要用到显像剂，显像剂须由体外引入体内，再由体内靶器官向外自发地放射出 γ 射线，通过接收这些放射出来的 γ 射线，才能获得靶器官的信息。由于显像剂不可能无限量地反复引入，射线量比较低，再加上各种射线接收设备对射线的损耗，最终的影像信息受到限制。射线的准直问题也使得成像的精度大打折扣。

第二，由于显像剂只对特定的靶器官敏感，而对其邻近的器官组织不敏感。这种高度的特异性有它的优势，但从另一个角度来说也是其缺陷，因为它们之间的层次结构关系不能得到清晰的显示。

第三，显像剂的制备以及图像的处理方法复杂。核素显像所用的显像剂有其自身的衰变规律，在制备、运送、保存、给药以及后续处理等方面均有一定的要求，任何环节的失误均可导致检查的失败，甚至引起污染性事故。因此，在质量控制方面对其应有更为严格的标准。同时，由于显像剂的多样性、检查目的的多样性，它在图像的采集和处理方面也比CT、MRI、B型超声等检查方法要复杂。复杂的技术、严格的要求限制了核素显像检查的推广和普及。

第四，现代的影像型核医学还不成熟，对于各种不同疾病的特征性显像研究还很不够，因而在定性诊断方面还难以令人满意。其表现之一是在诊断报告上有不少的“模糊术语”，如：“占位性病变”、“凉结节”、“冷结节”、“热区”、“热显像”、“缺损区”、“高填充”、“高浓聚灶”……很少能有一个准确的病名诊断。即使下了病名诊断，也常带上“可能性大”的尾巴。

总之，核素诊断并不是万能的。它与其他任何影像学检查方法一样，既有长处，也有短处。只有在了解它的特色之后，才能合理地选择使用。

8 核医学显像设备

前面提过，核素显像一方面需要有显像剂，另一方面还需要有显像设备。这是毫无疑问的。

临床上使用的核医学显像设备种类繁多，型号各异，但从原理上大致可分为以下两种。

第一种是核素闪烁扫描机，常常也称为核素扫描机或简称为扫描机。它利用闪烁探头进行规律性的移动，同步记录放射性核素在体内脏器中的分布，并将其以图像的形式显示出来。

核素扫描机一般由闪烁测量系统（通常包括闪烁探头、线性放大器、单道脉冲幅度分析器、线性计数率仪等），准直器，电子部件，机械装置（起支持与传动作用）和记录装置（如机械打印、光点照相、磁带记录和录像重放等）等部分构成。

第二种是γ照相机。γ照相机是一种固定式的显像装置，能一次同时显示出放射性核素在体内脏器中的分布图像。由于它的灵敏度高，不必要像扫描机那样进行逐点移动式的扫描，因而显像快捷，不但可用作静态显像，而且适合连续摄影以对体内脏器作动态的显像研究。

γ照相机一般由探头部分、电子线路、显像装置以及附属设备等部分组成。探头部分包括不同类型的准直器、感应射线的晶体和光电倍增管等部件。电子线路有光电倍增管高压线路、线性放大器、模拟计算电路、脉冲高度分析器、减法电路、消隐电路、定时电路、自动控制电路及显像选择器等。显像装置有示波器、一次成像照相机、连续摄影照相机以及数字记录器等。附属设备有功能测定装置、双核素附加器及数据处理系统等。

随着现代科学技术的发展，特别是电子计算机技术的广泛应用，核医学显像设备日趋先进和精细。在扫描机和γ照相机这两种基本的成像方式的基础上，新的成像方式不断涌现，如先后出现了双探头扫描机、多探头扫描机、断层扫描机及荧光扫描机等，发射型计算机断层摄影（Emission Computed Tomography，简称 ECT）的出现更是开创了核素显像的新纪元。

有关 ECT 的内容，请阅读以下的相关章节。

9　又是一种新 CT

大家也许还记得，我在“电算体层篇”中介绍过：所谓 CT

就是“计算机体层摄影——Computed Tomography”的简称。

事实上，到目前为止，要实现人体器官组织的体层摄影，并不是只有利用X线才能达到目的。例如，我们可以利用核磁共振；同样，我们也可以利用核素显像来达到体层摄影的目的。

但是，CT已约定俗成地成了“X-CT”的专有名称，其他的方法只有用不同的名称或者加上限定语来称呼。

利用计算机辅助的核素显像来达到体层摄影目的的方法，俗称同位素CT。由于它是将放射性同位素引入人体内，通过人体的生物代谢作用，使其浓集在人体某个部位，发射出射线，再通过体外探测，并运用电子计算机对所发射出的射线信息进行计算和处理，进而重建人体相应部位的断层影像的技术，故称之为“发射型计算机断层摄影”。

ECT与X-CT不同：X-CT以X线为外照射源，X线从人体外的一侧穿入人体，探测器从人体的另一侧对透过的X线进行探测，故X-CT又可叫做“穿透型CT”。ECT探测到的放射源来自人体内部的某个靶器官，探测器围绕靶器官旋转，收集来自靶器官的γ射线，再由位置译码器识别每一个信息的来源，并由计算机重建图像，所以称之为“发射型CT”。

ECT机由探头、扫描机架、高性能电子计算机、图像显示存储系统、各种附属设施以及操作控制台等部分组成。同位素CT不但能够分层显示靶器官的形态改变，而且可以观察到其功能的动态变化以及放射性药物在脏器内的代谢分布情况。因此，有人称同位素CT为“活体放射自显影术”。

根据信息采集探测的方式，目前可将同位素CT分解为两大类，一类为湮没符合探测系统，另一类为单光子计数系统。前者即“正电子发射体层摄影（Positron Emission Tomography，简称PET)”或称“正电子发射断层显像”，稍后会再介绍；后者为“单光子发射计算机体层摄影（Single Photon Emission Computed

Tomography，简称 SPECT）”。

SPECT 所使用的放射性核素在衰变的过程中，释放 γ 光子，这种 γ 光子是单方向发射的，也是单个的，故称为单光子。

根据探头的结构不同，SPECT 可分为扫描机型与 γ 照相机型两类。扫描机型的 SPECT 由一个至多个扫描机探头组成探头系统，在数据采集的过程中，探头能作平行和旋转两种动作。γ 照相机型的 SPECT 则是以 γ 照相机为主体，在探头上添加旋转机构，并采用大视野的晶体采集，提高了体积灵敏度，一次旋转就能够得到多个断面的图像，具有静态成像、动态研究、体层摄影和全身扫描等四大功能，因而在临床上应用最为普遍。

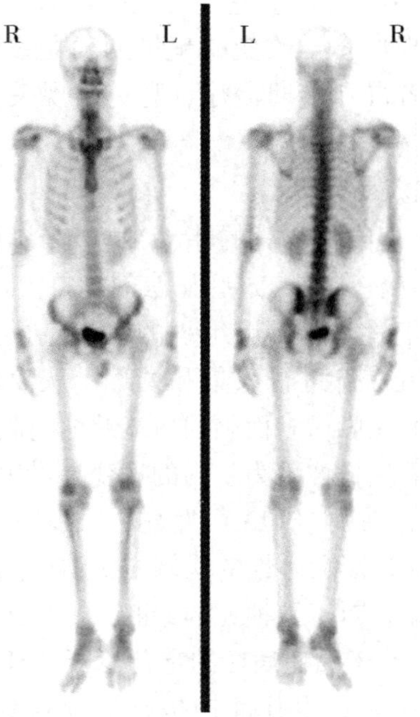

图 2　SPECT 全身骨显像

10 SPECT 的适应证

知道了有 SPECT 这么一种检查方法之后，您一定想知道：这种检查方法有哪些适应证？

到目前为止，SPECT 可以应用在以下几个方面：

1. **全身骨显像**

使用亲骨性的显像剂如^{99m}Tc 标记的双膦酸盐，应用于恶性肿瘤骨转移的诊断，可实现早期诊断的目的，与 X 线平片相比，能提前 3～6 个月发现病变。有人将 SPECT 称为肿瘤转移的“照妖镜”，这确实是很形象的。它还可用于股骨头缺血性坏死的诊断，可在尚未出现形态学改变的超早期确立诊断，为这种“不死的癌症”的患者得到早期治疗、避免出现关节功能的丧失发挥积极的作用。

2. **脑血流灌注显像**

应用小分子、不带电荷的脂溶性显像剂如^{99m}Tc-HMPAO、^{99m}Tc-ECD等经静脉注入后，这些显像剂能自由地通过血脑屏障，在脑组织内的聚集量与局部脑组织的血流量成正比，因此可用 SPECT 对这些血流信息进行采集和处理，从而获得局部脑组织的三维断层血流灌注影像。而脑的血流灌注与脑的功能是密切相关的，故脑血流灌注显像可为脑内的病变提供很有价值的信息。

如对短暂性脑缺血（TIA）发作，SPECT 比 CT 和 MRI 敏感，在 CT 和 MRI 诊断为阴性的病例中，脑血流灌注显像可有近 50% 的阳性发现率；对于脑梗死的诊断，脑血流灌注显像诊断阳性率接近 100%。对于癫痫病灶的定位诊断，SPECT 在发作期诊断正确率超过 80%，在发作间期也能达到 60%，在这一方面，CT 和 MRI 是望尘莫及的。

3. **心肌灌注显像**

心肌灌注显像分静态显像、负荷试验（运动负荷、药物负荷）显像两种，其所用的显像剂有^{201}Tl和^{99m}Tc标记的异腈类化合物等。应用心肌灌注显像可诊断早期冠心病，可用于判断心肌梗死的部位、大小和范围，评价冠状动脉旁路手术、PTCA和其他治疗方法的疗效。此外，还可用于对扩张性心肌病和肥厚性心肌病的鉴别诊断。

4. **消化系统的应用**

SPECT在消化系统中的应用已很常见，技术方法也很丰富，对肝内占位性病变（原发性和转移肝癌、肝血管瘤、肝囊肿等）的定性诊断，判断肿瘤及肝脏的血流灌注量、有无肝动静脉瘘及肝外分流等，都有重要价值。应用^{99m}Tc标记的红细胞等作为显像剂，在胃肠道出血及梅克尔憩室的诊断方面，具有简便、安全、无痛苦、阳性率高的优势，比其他的影像学检查方法更适合于婴幼儿的检查。

5. **呼吸系统的应用**

应用^{99m}Tc－MAA、^{99m}Tc－HAM等作为显像剂，进行肺灌注显像，对肺动脉血栓栓塞的诊断准确性高。此外，本法也适合于肺动脉高压的病因诊断、肺部病变对肺血流的影响程度和范围的分析、先天性肺血管病和先天性心脏病的分流量分析以及对肺移植的监测等。

6. **肾功能显像**

肾功能显像可同时获得肾血流灌注影像和肾小球滤过率或肾有效血浆流量的信息，可用于观察肾脏的位置、大小、形态异常及尿路排泄情况，测定各肾的功能；用于对肾性高血压的判断及移植肾功能的监测等。

7. **甲状腺显像**

用$^{99m}TcO_4$、$Na^{123}I$或$Na^{131}I$作为显像剂，能显示出正常或术

后残留甲状腺组织的位置、形态和功能。它还可用于对甲状腺结节功能状态的判断、功能自主性甲状腺腺瘤的诊断以及异位甲状腺的诊断和甲状腺癌转移灶的定位诊断。

8. **肿瘤阳性显像**

如用^{99m}Tc－MIBI、^{99m}Tc－GH、枸橼酸^{67}Ga等亲肿瘤的阳性显像剂，有助于肺癌、乳腺癌、甲状腺癌、淋巴瘤和脑胶质瘤等的诊断。

实际上，SPECT在临床上的应用不仅仅局限于上述的范围，随着研究的深入，新的显像剂被开发应用，SPECT的应用将更为广泛和普及，从而更好地为人民的健康服务。

11 现代医学的宠儿

如果您学过英语，一定知道“PET”就是宠物的意思，是吧？

现代社会，养宠物的人是越来越多了，一提起宠物，肯定很多人心中涌起无限的爱意。不过，这次，我要跟您说的这个“宠物”非比寻常，您要是养在家中成本可就太高了！

“正电子发射断层显像”这个表达不单很长，而且很拗口，而用英语表示就是“Positron Emission Tomography”，一经缩写就成了PET，恰巧与“宠物”的英语相同。PET（也可音译为派特）是现代影像学的尖端技术，也将是21世纪人类研究生命现象最先进的手段之一，称其为“宠物”，堪称实至名归。

那么，什么是正电子呢？

正电子与电子（负电子）一样，是一种带电粒子，有一定的质量和能量，但它与电子相反，带的是一个正电荷。电子是广泛存在的，而正电子却不然。它的产生来源于两种方式：一种是高能γ光子与原子核相互作用产生对子效应（正电子和负电子）；

另一种是正电子放射性核素在β+衰变中产生，这种方式正是PET检查过程中的正电子发射的来源。正电子是一种“短命的”的粒子，当它与电子相遇时，即会发生湮没辐射而消亡，同时产生两个能量相等、方向相反的γ光子。

正电子本身并不能构成图像，用来成像的是在正电子和电子相遇时，由湮灭反应所发射的成对γ光子。由于湮没辐射所发射的γ光子两两成对，方向相反，利用符合探测系统就可确定光子来源的空间分布，达到了电子准直的目的，去掉了常规核医学显像设备探头上必备的机械准直器，从而在探测灵敏度上提高了至少1 000倍。

与SPECT所探测的单光子不同，PET要同时探测两个光子的存在，是一种双光子探测法，它在技术上和理论上都比单光子探测复杂得多。利用PET，人们不仅能够观察到脏器的形态变化，而且能准确定量分析脏器的功能、代谢、血流、受体以及基因等方面的异常；它无创性地打开了人类探索大脑的大门，能够将人类视、听等功能活动在大脑皮层上定位，被誉为“揭示人脑奥秘的窗口”；它在诊断恶性肿瘤、心肺等脏器方面也取得了空前的成功。正因为如此，PET成为核医学发展历程中一个新的公认的里程碑。

PET为什么有这么大的能耐呢？

这要从PET所用的放射性核素说起。核医学诊断上所用的正电子放射性核素有^{18}F、^{11}C、^{15}O、^{13}N等，而氟（F）、碳（C）、氧（O）、氮（N）等元素正是组成人体生命的基本元素。所以，^{18}F、^{11}C、^{15}O、^{13}N等核素与其标记化合物的代谢过程能够反映人体内部的生理、生化功能变化。只要将^{18}F、^{11}C、^{15}O、^{13}N等核素标记在人体所需营养物质（如葡萄糖、氨基酸、水、氧等）或药物上，PET就可以从体外无创、定量、动态地观察这些物质进入人体后的生理、生化变化，从分子水平洞察代谢物或药物在正常人或患者体内的活动。因此，PET 也被称为“活体生化显像”。这对于研究生命现象的本质和各种疾病发生、发展的机理非常有用。在临床上，特别适用于在没有形态学改变之前，早期诊断疾病、发现亚临床病变以及早期、准确地评价治疗效果等。此外，PET 可以一次获得全身各个方位的断层影像和三维的全身图像，可以发现其他检查所不能发现的问题。

既然 PET 这么好，自然大家都会喜欢。

12 PET 的临床应用

总的说来，PET 在临床上的应用历史还不长，但它已显示出极大的发展潜力。

因为，疾病的生化改变、脏器的功能改变，往往总是早于形态学的改变。利用 PET 可以更早、灵敏、准确、定量、客观地诊断疾病，从而指导治疗。特别是在诊断威胁人类生命健康的三大类主要疾病——肿瘤、冠心病和脑部疾病方面，PET 已经显露峥嵘。

第一，在肿瘤的诊断与研究方面，PET 对肺癌、乳腺癌、头颈部肿瘤、结肠癌、卵巢癌、淋巴瘤和黑色素瘤等的诊断准确性都在 90% 左右。它在早期发现肿瘤的原发、转移和复发病灶，鉴别肿瘤和瘢痕坏死组织，肿瘤分期、恶性程度分级和疗效预测等方面都有显著的价值。

其所用的显像剂一般是 ^{18}F - FDG，它是葡萄糖的类似物。众所周知，葡萄糖是细胞代谢的能量来源，利用 PET 测定葡萄糖的利用率，就可实现代谢显像；通过葡萄糖利用率与肿瘤细胞增殖和分化的相关性，就可对原发性肿瘤进行体内分级。

第二，在心脏病方面，PET 主要用于隐性、高危和疑难冠心病的诊断，也可用于心肌存活的检测、介入治疗前后监测、心脏移植、心肌病等的诊断及治疗随访观察等。

PET被公认是了解冠心病心肌缺血状况、评价心梗后心肌是否存活的“金标准”。因为，PET能反映心肌血流灌注与活力两方面的信息。PET可通过先后观察血流（用$^{13}N-NH_3$或$^{15}O-H_2O$作显像剂）和葡萄糖摄取（用$^{18}F-FDG$作显像剂）的方法判断心肌是否存活。如果血流灌注下降而心肌对$^{18}F-FDG$摄取正常乃至增加（代谢—血流不匹配），则表明心肌细胞仍存活；如果血流下降而对心肌$^{18}F-FDG$的摄取也降低（血流—代谢匹配），则表明此处的心肌细胞已无活力。

第三，PET脑显像能够解决许多现有影像检查（如CT，MRI等）解决不了的问题。例如，癫痫灶的早期定位，脑血管疾病脑组织的血流灌注储备功能和代谢的测定，以及帕金森氏病、早老性痴呆的早期诊断和鉴别等。

有研究表明，PET显像用于脑血管疾病、癫痫、老年性痴呆、帕金森病、神经退行性疾病、神经精神药物研究与脑功能研究等很有价值。应用$^{18}F-FDG$和$^{15}O_2$显像对缺血和梗死进行相关参数的研究，不仅对早期急性脑梗死的诊断、定位，判断能否进行介入治疗，以及评价预后方面起重要作用，也能为其神经生理学和神经病学机理的研究，提供有价值的信息。PET对癫痫灶定位诊断的价值也已为广大学者所公认。

第四，目前许多医学领域正在探索PET的应用价值，PET的广泛应用已见端倪。

例如，已有研究表明，PET在儿童发育、组织存活、损伤修复、脏器移植、生理病理学研究、新药的设计开发、体内的药代动力学观察和在分子水平上研究药物作用机制以及药物依赖（成瘾）性疾病等方面都具有重要价值。

用PET研究烧伤、外伤及冻伤后肢体处理，提供存活组织信息，可进一步提高临床对活组织及器官移植的存活率，为临床急救和肢体移植争取时机。

PET 技术对于研究生命现象的本质和各种疾病发生、发展的机理非常有价值；它还能从体外显示药物在人体的作用部位、基因的表达状况等。这使得 PET 成为许多新兴基础学科与临床医学之间的最好桥梁。

然而，尽管 PET 非常好，大家都喜欢，但到目前为止，PET 的应用还不够多。这主要是由于装配 PET 设备耗资巨大，与之相配套的回旋加速器也价格昂贵，PET 应用技术复杂等制约因素。

因此，要想让 PET 技术获得广泛的临床应用，造福于广大的患者，还有赖于以下几个方面的突破：①更多的特异性显像剂的研制；②方便、快捷、价廉的放射性显像药物生产系统的出现；③高质量、低成本、高检测率的 PET 扫描机的大量推出。

科技的进步日新月异，这些突破应该为时不远，让我们共同期待吧！

13　放射性核素的危害

在本书的“磁共振篇”里，我提到过：为防止有人望“核”生畏，我们将“核磁共振”这个词语中的“核”字去掉，因为核磁共振检查不存在射线危害，与核辐射、核武器没有关系。

但是，在本章中，我们无法去掉核字，而且，在检查中所使用的放射性核素的的确确存在射线危害，可以对人体产生生物效应，在本质上与核武器所造成的核辐射是一致的。

这样一来，如果对放射性同位素缺乏足够的认识，产生恐惧心理也就不足为奇了。

然而，在这里，我要告诉大家的是，目前医学检查中所使用的放射性核素剂量非常有限，而且大都是低能量、短寿命的同位素，一般在用后的短时间内即衰减，或排出体外，因而对身体无害。我们完全没有必要对此产生恐惧。

为了表达这种无害性，我想用数据来说明。有研究表明，在一次核医学检查中，患者受到的辐照剂量仅仅相当于一次 X 线平片的 1/10，或一次 CT 检查的 1/100。事实上，适合核医学检查的情况比 CT 要宽，尤其是在短半衰期、单 γ 射线的核素开发应用以后，已不将孕妇、小孩（尽量不作 CT 检查）列为禁忌对象。

目前，基本上已经没有人再为一次 CT 检查而患得患失了，因为仅仅一次的 CT 检查对人体的危害可以忽略不计。那么，对辐照剂量仅仅相当于 CT 检查的 1/100 的核医学检查，我们还用得着恐惧吗?

当然，话又要说回来。

我刚才讲的“核医学无害论”是在正常情况下，按照严格的操作规程进行应用。如果我们无视放射核素对人体的潜在威胁，不注意必要的防护，也是危险的。

一般而言，作为普通人群，只要注意不作毫无意义的重复检查就可以了。但如果是从事核医学工作的专业人员，仅仅做到这一点还远远不够。

首先，职业的需要使他们经常接触到放射源，要避免辐射基本上是不可能的。其次，在放射性药物的制备、运送、保存、给药以及后续处理等环节的失误均可导致放射性污染事故的发生。这就要求他们必须严格按照操作规程办事，熟悉放射防护的基本方法，正确对待射线的有害作用，采取各种有效的预防措施，合理地利用距离、时间和屏蔽防护，以保障自己和患者的生命健康。

介入医学篇

既诊又治两手硬，准确安全效立现

1　何为介入放射学

时至今日，您应该听说过“介入”这个词。其实，“介入”是汉语中的常用词。商务印书馆编印的《现代汉语词典》对于“介入”的解释是：插进两者之间干预其事。

把“介入”这个词运用到医学领域，的确让人有多方面的想象。有人说，“介入”就是既不像内科，又不像外科，是第三者插足；还有人说，“介入”就是搞诊断的不务正业，插手治疗领域；当然，更多的人对它是不清不楚，或者似懂非懂，却又很想弄明白。

“介入”运用到影像学领域，首先是与放射学联系在一起的，被称为“介入放射学”，之后才逐渐出现“超声介入”、“CT 介入”、“MR 介入”以及“介入医学”等概念。而且，迄今为止，以电视透视引导为特征的介入放射学仍是介入医学中最重要的部分，所以平常所说的“介入”通常就是指介入放射学。甚至在很多情况下，人们就直接用介入放射学来涵盖其他所有的介入医学。就好像至今人们仍然习惯用 X 线来称呼伦琴射线一样。

那么，什么是介入放射学呢？

介入放射学是将影像学与临床医学融合于一体的一门交叉学科或边缘学科。它的历史已将近 100 年，但只有在近 30 余年来，介入放射学才有了迅速发展，并成为真正独立的学科门类。

介入放射学包括诊断和治疗两个方面，包括在影像设备的引导下，利用简单器材获得人体内部组织结构、细胞形态、影像特征以及有无特殊的病原微生物等资料的一系列诊断方法和通过导管、导丝、球囊、栓子等器材对各种病变进行药物灌注、血管栓塞、管腔疏通、扩张成形和体腔引流等的一系列治疗技术。在影像设备的引导下，医生们在进行疾病诊断的同时，可以即刻转入治疗过程，实现“诊断治疗一体化”或“诊治一条龙”，这是传统的诊断和治疗方法所不能比拟的。

概括地说，介入放射学有以下的优势：

（1）可以远道施术：借助于导管等器材，大大地延伸了手的功能。所以，我们能够从对患者最有利、远离病变的部位入手，将治疗器材送达病变局部，再施行精细的治疗；

（2）创伤轻微，容易忍受：借助于影像设备这“第三只眼睛”的引导，无须开刀即能清晰显示病变部位，从而进行准确的治疗操作；

（3）可重复性强：由于创伤小，不会造成局部的粘连和组织缺损，因而可以多次反复地进行治疗，直到病变完全康复为止；

（4）定位准确：有影像设备作实时的引导和监控，没有视觉的盲区，因而可以“指哪打哪”；

（5）疗效高、见效快：对很多病变可以起到“立竿见影”的效果；

（6）并发症发生率低：由上述多种优势的综合作用所致；

（7）可以联合应用多种介入技术：介入诊疗技术种类繁多，各有特色和优势，可以方便地联合应用，取长补短，从而进一步增强治疗效果。

2 是第三者插足吗

目前，介入放射学的重要性已经得到广泛的认识。自从有了介入放射学，放射科的职能也就由单纯诊断型的科室向诊断与治疗并重的临床科室过渡。

在国家和有关部委的支持下，我国的介入放射学事业已经取得了巨大的成功，形成了与内科、外科并列的第三大诊疗体系。“介入”将内、外科治疗的优点融合在一起，成为独具特色的“第三医学”。怪不得有人说，“介入”既不像内科，又不像外科，而是第三者插足。

为什么这么说呢？

一方面，介入具有内科的特点，但又有所不同。内科治疗方法的显著特点是重视药物治疗，又称为保守治疗，主要是通过口服、肌肉或静脉注射的方式实现全身性治疗。介入治疗时，许多情况下也是通过药物的作用来达到治疗目的，但其用药途径却不同。介入治疗的用药，主要是通过导管或者穿刺针，将治疗用药直接注射到病变的局部，施行局部治疗，从而更好地发挥药物的治疗效能。

另一方面，介入又具有外科的特点，但又不同于外科。外科治疗方法的显著特点是操作性，常常通过大刀阔斧的手术将病变组织直接切除，将遭受损伤的器官进行开放式的修补来达到治疗目的。介入治疗也具有操作性的特点，但却不是采取大刀阔斧式的方式。介入治疗时也常常会用到手术刀，但手术的切口却常常仅有半颗米粒那么长，治疗的目的也同样能够达到。这是多么“温柔”的刀呀！

介入疗法的出现，从一定的范围来讲，缩小了内、外科疗法传统的适用领域。与内科疗法相比，它的优势在于高效；与外科疗法相比，它的优势在于微创。所以，从这个意义上来说，介入确实像是第三者。

只不过，这个第三者可不寻常。它不以取代内、外科疗法为目的，而巧妙地将两者的优势结合在一起，为患者提供一条可供选择的治疗新途径。所以，从这个角度来看，介入疗法更像是联系内、外科疗法之间的桥梁和纽带，是一个值得尊敬的“第三者”。

3 局部治疗好处多

人要是得了病，肯定需要治疗，这是不言而喻的。但怎么样治疗最好，恐怕就要多动动脑筋了。

我想先打个比方。假如您病了，我想您肯定知道要去开点药吃。但要是病得稍微重一点，您应该会接受医生的建议，宁愿受点痛苦，让护士小姐在您的屁股上打一针，甚至愿意暂时失去几个小时的自由——去打吊针。

为什么呢？因为您知道，吃下去的药要经过胃肠道吸收，还要在经过肝脏的代谢之后才能进入血液，最终到达病变部位发挥作用。这个过程比较慢，而且药物成分会有损失。而肌注的作用就要发挥得快一点，静脉注射就更直接了，药物能直接进入血液发挥作用，既迅速又不会浪费。

但是，还有另外一种情况。假如您只是表皮损伤，或者仅仅只是皮肤有一点轻微的感染，我想您就不会去打吊针，肯定会选择搽一点药，作局部处理。因为对于这一点点病损而言，局部处理比静脉内注射更加直接。

如此说来，局部治疗确实有好处吧？但现实的情况是复杂的，有很多病变并不发生在体表而在身体的内部，再按照您处理皮肤小病损的方法处理终究是不行的。

再举一些例子。

一位老伯不幸得了肝癌，由于发现得晚，已经失去了手术的时机。怎么办呢？只好化疗！可是医生感到很为难：患者的身体状况不佳，抗癌药又都是“虎狼之药”，用量大了的话，全身所有的细胞都去“享用”一番，癌细胞是消除了，可正常组织也损伤得差不多了，患者不能生存，自然得不偿失；但要是用量不够，对癌细胞起不了什么作用，治疗效果也是无法获得的。这个时候，您是不是想到了：要是能将药物只用在肝癌的位置就好了。

一个小伙子最近觉得左髋疼痛，行走时疼得更厉害，经检查确诊为股骨头坏死，这可是一种难治的病。为什么呢？因为这种病是由供应股骨头的血管发生了病变、供血不足所致。全身用药时，治疗药物是按血流的多少分布的，病变部位供血本来就少，没有多少药物能够到达病变部位，效果自然就难以发挥了。您是不是又想到了局部治疗的问题了呢？

有了介入放射学，医生们可以很方便地用针、用导管准确地将药物送入病变局部，您刚才所想到的问题就自然迎刃而解了，您想要的局部治疗的目的就很容易达到了。

那么，局部治疗的好处到底在哪里呢？

首先，局部治疗能充分地发挥药物的效能。通过局部用药，可以保证局部的药物浓度，并充分发挥药物的“首过效应”。

其次，局部治疗能有效地防止药物的不良反应。严格来说，药物只对病变组织起治疗作用，而对其他组织器官则起着一定的毒性作用。通过局部用药，其他正常组织接触药物的机会大大地减少了，药物的不良反应就可以得到有效的预防。

4　常用的介入器械

要施行介入诊疗操作，自然必须具有一定的介入器械。

那么，常用的介入器械有哪些呢？

利用影像设备的引导是介入放射学的特征。因此，施行介入诊疗操作，首先就必须要有影像设备。最常用的影像设备是带有电视透视的 X 光机。根据医院的条件和不同的介入目的，也可用 CT、MR 或 B 超作为引导设备。有个别的基层医院在原始的暗室透视机下作介入，精神可嘉，但因容易出意外，应予取缔。

除了影像设备外，最常用的介入器材当属穿刺针。

穿刺针的基本结构与我们平常见到的注射针头相似，只是一般要更长、大一些。为了避免穿刺时的损伤，有的穿刺针还带有针芯；为便于操作，有的穿刺针的尾端带有翼状的基板。根据穿刺目的的不同，穿刺针的长度从4厘米至20厘米以上不等，粗细也从6号到20号不等（进口穿刺针用多少“G”来表示大小，数字越大则越细，一般用18G～22G）。还有一种穿刺针在金属的针管外面套着一条紧密相贴的塑料管，称为套管针，当穿刺成功后，拔出金属针，即可直接经套管进行造影或引流。

导管是介入诊疗特别是血管性介入诊疗必不可少的器材之一，是由聚四氟乙烯、聚乙烯、聚尿脂等制作的高科技塑料软管。为了加强操控性和可视性，管壁还常常由微细金属丝纺织成网状作为支撑，在某些局部还可能置有金属标记。导管的粗细常习惯用多少“F”来表示，一般在4F～9F之间，目前最常用的为5F导管，长度多为70～100厘米。小于或等于3F的导管称为微导管，使用时需要在较粗的选择性导管内作为超选择性插管之用。较粗的导管如9F以上一般只用于脓肿引流或作为滤器、支架等的输送鞘使用。为了选择性插管的方便和造影的需要，导管的前端常被塑成不同的形状，如单弯、双弯、三弯、反弯、螺旋或猪尾巴状等。有些导管还在前部开有数目不等的侧孔，以便于造影、溶栓或引流。

还有一些特殊的导管如球囊导管、可脱离球囊导管、漂浮导管、可控导管、流变溶栓导管、旋切导管、截头导管等，都各有其特殊的用途。

导丝与导管一样常用，并配合导管完成复杂的超选择性插管。导丝一般由一条纤细的不锈钢丝作为内芯，再由更细小的钢丝呈螺旋状缠绕其上并经精细焊接而成。导丝具有良好的弹性和韧性，头端非常柔软，可以避免对血管等组织造成损伤。为减少摩擦，导丝的表面常涂有一层聚四氟乙烯膜。习惯上用英寸来表示导丝的粗细，有0.018英寸、0.025英寸、0.035英寸、0.038英寸、0.045英寸、0.05英寸等不同规格，长度可短至30厘米，长至280厘米。根据不同的目的，可用直头导丝或弯头导丝，还有特殊用途导丝如偏曲导丝、超硬导丝以及中空的溶栓导丝等可供选用。

除了穿刺针、导管和导丝之外，常用的介入器材还有导管鞘、扩张管、连接管、三通接头、活检针（或活检枪）、栓塞剂、支架和滤器等。当然，在介入诊疗过程中还常需要用到注射器、手术刀片、手术钳以及手术剪等不专属于介入领域的医疗器材。

在进行血管性介入诊疗操作时，高压注射器不可缺少。您可别小看了高压注射器，它跟普通的注射器可不是一回事！高压注射器是一种由电脑控制的高科技设备，能够保证在进行心腔和大血管造影时快速而均匀地注入对比剂，并与X光机协同工作，完成高质量的造影检查。在造影之前，我们可以根据不同的情况设定对比剂的流率、用量、延迟时间以及保护压力等参数，并可使其程序化，高压注射器就会按照我们的要求忠实地工作。超出保护压力的注射会被电脑系统自动中止，以有效地防止过高的注射压力引起的血管破裂。

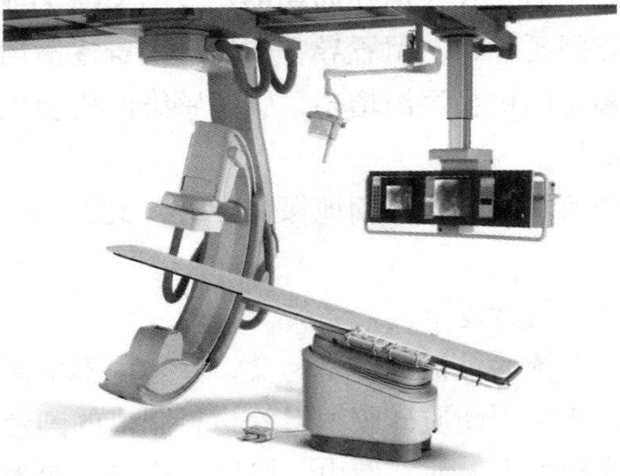

图1　介入专用DSA设备

5 皮下药盒多方便

您现在知道了，就算是病变在人体的内部器官，我们也可以通过穿刺针和导管等介入器械将治疗药物送入患病的器官（也称为“靶器官”），从而达到局部治疗的目的。

但是，您也知道，一种疾病靠一两次的用药治疗就能治好的情况并不多见，更多的是需要反复多次用药，才能达到治疗的目的。

所以，您可能又会开始担心：像这样反复多次的穿刺和插管，岂不是会对人体造成很大的伤害？

您的担心有道理，但现在有些多余。因为这个问题已经有了很好的解决办法。

为了达到一次插管，多次给药的目的，有人就想到了将导管留置在体内，就像大手术后的患者留置导尿管一样，这种办法至今仍然有效。在导管留置的时间内，可以方便地经导管进行系统规律性地给药，对于只需短期几天的用药的患者，这种方法确实很好。

但是，对于需要较长治疗周期的病变（如恶性肿瘤）而言，随着置管的时间延长，对留置导管的护理困难逐渐加大，导管污染、滑脱、移位的机会逐渐增多，引起感染的机会也随着时间的延长而成倍增加。

那么，如何解决既要长期地保留导管，又不至于引起感染这个难题呢？

答案就是：留置皮下药盒系统。

皮下药盒系统的关键部件是药盒，它是用不引起人体排斥反应的钛合金，或医用硬质硅胶塑料等材料制成的圆台形构件，其大小相当于或稍大于一元钱硬币，厚度一般在 1 厘米以内。药盒的底部较宽大，以利于其与皮下组织紧密接触和附着，不致引起移位，其顶部则较小，中心由一块可以反复穿刺10 000次以上而不会发生渗漏的高密度硅胶膜封闭。

药盒的容积实际上很小，所以它并不是作为药物的贮藏室使用，而只是作为容纳药物注射针头的场所，或药物临时中转站而已。就像抽水的水泵本身的容量有限一样，所以也有人将药盒称为“药泵”。

有了药盒之后，我们就可以将留置的导管尾端，通过皮下的细小隧道与药盒连接。然后，在皮肤下面做一个刚好能容纳这个药盒的囊袋，把药盒和导管全部置于皮肤之下。几天后，皮肤的切口就可以得到完全的愈合，药盒和导管就被皮肤保护起来而不与外界接触，也就没有了可供细菌侵入的通道了。

需要用药时，护士只需像作普通的肌肉注射一样操作，非常方便、快捷。

当然了，与肌肉注射不同的是，必须要将注射针头准确地插入皮下药盒的中心，切不可将药物注入药盒之外。此外，为了防止留置导管的堵塞，注药后，应该用一些肝素盐水对药盒和导管作冲洗“封管”。

药盒可以留置多久呢？一两个月、一两年都行。总之，当您的治疗目的达到之后，即可把药盒取出。假如患者觉得已经习惯于与药盒和平共处，或者不愿意承受取除药盒时的痛苦，将它终生留置也可以考虑。

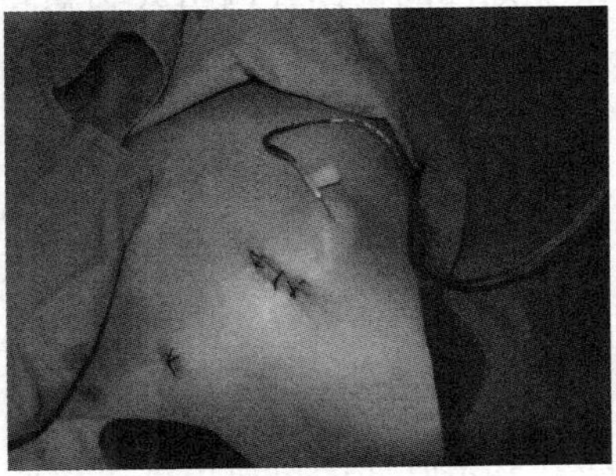

图2　皮下药盒植入后照片

目前，不少患恶性肿瘤、血液病、肝肾功能不全等需要长期输液的患者，因难以找到可以继续输液的静脉，也采用皮下植入药盒的方法来建立一个长期输液的通路（输液港），这实在是太方便了。

6 既断粮草又抽薪

危害人们生命健康的凶恶疾病——恶性肿瘤的恶劣行径就像鸦片战争时侵略者的恶行一样。

一方面，它疯狂地掠夺人体内的营养，实现了自身的快速生长；另一方面，它又使人体内的正常组织器官得不到正常的营养供应，从而出现功能减低，最终导致功能衰竭，很快就使患者走向死亡。正是因为如此，对于恶性肿瘤，人们至今还普遍存在恐惧心理。

然而，“魔高一尺，道高一丈”。有一种经典的介入治疗方法，可以有效地遏止恶性肿瘤这一“侵略行径”，并有可能使其彻底消失。

这种治疗方法就是经动脉化疗栓塞术（简称 TACE）。

TACE 是怎样进行的呢？

首先，我们要选择一条动脉（通常是股动脉）作为治疗的通路，将穿刺针插入动脉腔内，看到血液喷出时，迅速地将导丝从穿刺针的针尾孔内引入到动脉的深处，拔出穿刺针后，再将导管沿着导丝插入动脉。这几个步骤就是所谓的“Seldinger 技术”。

然后，我们就要在电视透视的监视下，利用娴熟的技巧控制着导管前进，通过导丝的配合和导管前端的形状特点，将导管一直插到“靶器官”的动脉内。这就是关键的“选择性插管”。

插管成功后，我们就要通过选择性动脉造影，进一步明确诊断并观察肿瘤的供血情况，从而确定最后的治疗方案。

如果说，前面的操作只是为局部治疗所作的必要铺垫，那么，后面的操作将决定治疗的成败。

选择性动脉造影之后，我们就要根据造影的情况，进一步控制导管进行“超选择性插管”，将导管直接插到肿瘤的供血动脉内，以保证治疗用药只对肿瘤起作用，而不影响周围的正常组织细胞。

最后，我们要配制“化疗栓塞剂”并将其通过导管向肿瘤内注射。这种化疗栓塞剂是由有效的抗癌药与栓塞剂充分混合而成的。现在最常用的栓塞剂是液体栓塞剂——超液化碘油，常用的化疗抗癌药物有吡柔比星、表柔比星、丝裂霉素、卡铂、顺铂等。

TACE 为什么能治疗肿瘤呢?

看了刚才的描述，这很好理解了：第一，TACE 所用的栓塞剂能够将进入肿瘤的血管阻塞，使肿瘤的“粮草”断绝，从而使其缺血缺氧而坏死，“饿也要把它饿死”。第二，混在栓塞剂内的抗癌药，长时间地存留在肿瘤细胞的周围，起到“釜底抽薪”的作用，“饿不死也要把它毒死”，从而加速了肿瘤细胞的死亡。

7　层层接力捣癌巢

看过前面几节的介绍，您已经知道，介入治疗的优势就在于能够实现有效的局部治疗；而要对癌肿实现有效的局部治疗的关键技术就是“超选择性插管”。

超选择性插管，就是说要使导管跨越一级又一级的血管分支，将其尖端尽量靠近癌灶。这么做的目的在于：一方面保证了到达癌灶的药物剂量，另一方面也保护了周围正常组织免受药物的损伤。如果做不到超选择性插管，药物远距离应用，就有可能“敌我不分”。

然而，在进行介入治疗的过程中，要实现超选择性插管，有时候很难。为什么呢？

因为介入治疗不像外科手术那样是大开放式的，将病灶完全暴露，而是通过插管实施远距离的操作。癌肿的生长可以使其供血模式发生变化，肿块的推移也可使得血管发生明显的扭曲变形，这就使插管变得很困难。另一方面，血管的分支是由粗渐细的，较粗的导管插不进局部的血管，而选用的导管过细的话，在扭曲的血管内容易折弯，又无法调控。

如此说来，岂不是进退两难？

别着急，介入医生的办法多着呢！

首先，我们可以在穿刺局部置入一条导管鞘。使用导管鞘的目的，一是为了减少导管推送过程中对血管穿刺处的反复损伤，可在治疗过程中根据情况随时换管，非常方便；另一方面也是为了减少插管的阻力，对于存在的血管扭曲，导管鞘还可起到撑直的作用，插管时就会顺畅多了。

然后，通过导管鞘，将符合我们目的的选择性导管、造影用导管等插入一定的部位。一般情况下，通过导管鞘和选择性导管的接力，导管尖端基本上能够到达癌灶的局部，治疗就可即刻进行。

如果癌灶局部的血管走行过于扭曲，选择性导管仍无法接近，我们就可进行第三棒的接力。从选择性导管里面再插入一条更细的微导管，微导管里面又带有微导丝。有了导管鞘和选择性导管的支撑和微导丝的帮助，层层接力之下，微导管就可以顺畅地插到癌灶的局部，实现“近距离开火”，将癌细胞有效地杀灭。

上述的管内套管、层层接力的技术，我们称之为同轴导管技术，是介入实践中常用的一种方法。

8 降服凶恶的癌王

肝癌的发病率高、恶性程度大，早期难以发现，症状不明显，往往一经检查发现时已进入晚期，错过了手术治疗的最佳时机，或者即使是做了手术，也很快又复发转移了。所以，以往遇到这种情况就等于是被判了死刑，因此，肝癌也就得到了“癌王”的称号。

自从有了介入，这种局面就完全改变了。

介入对肝癌有什么办法呢?

在较早期的时候，通过上面所说的TACE，将肝癌病灶完全栓塞充填，可以取得与手术同样的效果，使肝癌得到根治。中晚期不能动手术的肝癌，只要患者的全身情况尚可，也可实施TACE，它能够有效地延长患者的生命周期，改善其生活质量；部分患者还可能被治愈或在病灶显著缩小后再接受手术治疗，实现长期生存。

由于肝内的血管分布与其他地方不同，TACE对于肝癌的治疗效果良好，应用非常广泛，基本上已经形成了规范。肝内有两套血管系统，即肝动脉系统和门静脉系统。正常的肝组织主要是由门静脉供血，肝动脉供血的比例很低；而一旦发生癌变，这种供血模式就完全逆转了。肝癌组织细胞几乎全部由肝动脉供血，门静脉不参与供血或仅有极少的供血。

当我们经肝动脉注入化疗栓塞剂时，由于肝癌组织的动脉血供丰富，“虹吸作用”明显，药物几乎全部进入肝癌组织内发挥治疗作用，而进入正常组织的药物则很少。就算有少量药物进入正常组织，阻塞了其供血动脉，也会因为有门静脉的供血而不至于缺血。此外，正常的肝组织还存在一种叫做“枯否氏细胞”的吞噬细胞，能很快地清除掉这些进入的药物，不至于引起长期的毒性作用。由于肝癌组织仅由肝动脉供血，一旦肝动脉被阻断，则很快缺血坏死，而且由于缺乏吞噬细胞，不能主动地清除药物，化疗栓塞剂就能够长期地沉积在肝癌组织内继续发挥作用。这就是肝癌进行TACE后治疗效果明显的组织学基础。

假如患者的全身情况太差，肝功能储备不佳，不能耐受TACE，还可用比较缓和的介入治疗方法——经肝动脉化疗灌注术（简称TAI）。应用皮下药盒系统实施长期规律性的药物治疗也是一个不错的选择。

如果肝癌患者出现了一些严重的并发症，也可以实施相应的介入治疗方法进行处理。如肝癌向门静脉或下腔静脉内生长，引起阻塞，可以通过插管进行清除，重新开通血液的回流通路。合并有脾大、脾功能亢进时，可以实施部分性脾栓塞术。如合并有阻塞性黄疸，也可进行穿刺引流等处理，关于这个问题，下一节我还会讲到。

为了降服肝癌，介入专家们还设计开发了许多其他的介入治疗方法，我们可以根据不同的情况选择应用。如经皮穿刺癌肿内无水酒精消融、射频消融、微波消融、冷冻消融、癌肿内化疗药物直接注射、放射粒子植入等，不少情况下有可能取得治愈的效果。

9 坚决铲除“黄堵毒”

看到这里，您可能会以为我糊涂了，影像学关“黄赌毒”什么事？而且，“赌”字还写错了。

您先别急，听我讲一个小故事。

潘姨今年才45岁，平常身体蛮好的，工作很有成绩，对家人照顾得很周到，与左邻右舍的关系也不错。三个月前，她开始觉得胃口不太好、容易疲劳，以为是太过劳累，也就没太在意。过了几天，情况好像没有好转，而且，她丈夫发现她的眼睛有点黄黄的，脸上也失去了光泽，于是就劝她去医院看病。但潘姨还是不以为然，只是请了假，打算休息几天。谁知道，几天下来，情况不但没有改善，反而越来越糟糕，她的眼睛更黄了，连全身的皮肤也黄了，胃口更差，甚至看到食物就想吐。到这个时候，她才觉得真的应该去医院看看了。

到了医院，一检查，病情很快就查清楚了。原来呀，潘姨的肝脏内长了一个恶性的肿瘤！还偏偏长在肝门区，这可是血管进入和胆汁输出的交通要道呀！在这个地方长肿瘤，手术刀是难以发挥作用了。所以，看到检查结果，她丈夫当时就眼泪直流，差一点晕倒在地。

看着她一天天发黄、消瘦，每一个来看望的亲朋好友心里都不是滋味。虽然医生积极为她输液、用药、补充能量，但潘姨的病情并无实质性的好转；想让她进行化疗以对付肿瘤，但她的体质每况愈下，根本就无法承受。这时，她的主管医生想到了请介入科的专家去看一看。

介入专家很快就给她制订了治疗方案。首先是给她作经皮肝穿胆道引流术（简称 PTCD），穿刺针一进去，墨绿色的胆汁就从针管源源不断地流出来了。抽出差不多一茶杯的胆汁后，再往里面注入对比剂，一看照片——哇，潘姨的“胆子”可真大呀！肝内的各级胆管全部都明显扩张，超过正常的许多倍，偏偏就是肝总管让肿瘤给堵住了。

作完造影以后，医生沿着穿刺针的套管插进去一根导丝，沿着导丝将穿刺的孔道稍作扩张，通过这条孔道放进了一条引流导管，进行了几天的引流。此后，又设法开通了阻塞的肝总管，放置了胆道内支架，让胆汁顺利地排入肠道。

经过这些处理，潘姨的病情得到了明显的缓解，黄疸消退了，慢慢地也有了胃口，体质增强了，医生们又开始了针对原发肿瘤的治疗。

现在，您知道我为什么要讲“黄堵毒”了吧！

您知道吗？人的消化活动特别是脂肪的消化需要胆汁的参与。胆汁由肝细胞形成，由毛细胆管收集，逐级汇集到左右肝管和肝总管。在不需要的时候，胆汁经胆囊管送入胆囊予以贮存，需要时则由胆总管送入十二指肠参与消化活动。

当胆管系统出现堵塞时，宝贵的胆汁逆流入血液则会变成毒素。这种黄绿色的东西通过血流流向全身不单引起全身发黄、顽固的瘙痒、外貌难看，还会干扰人体的生理功能，破坏人体的抵抗力，引发继发性感染。没有胆汁参与消化，患者自然也没有胃口。于是，患者的体质每况愈下，肝脏及其他脏器的功能衰竭，短期内就可以造成死亡。

当出现阻塞性黄疸时，致命的就是这种“黄堵毒”。通过介入，解除了堵塞，胆汁顺利入肠，病情自然得以逆转，也为进一步的治疗打下了基础。

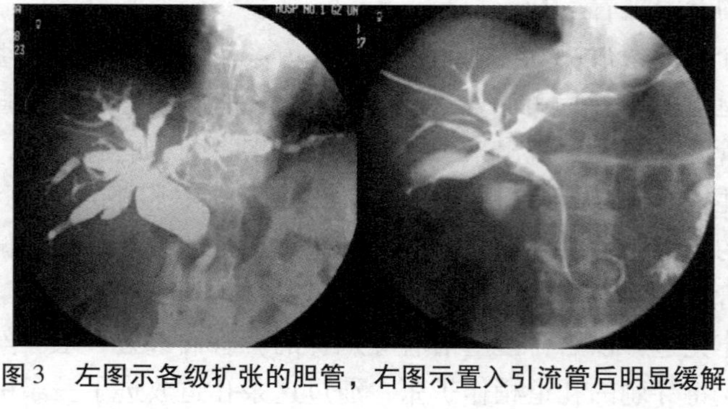

图3　左图示各级扩张的胆管，右图示置入引流管后明显缓解

10　解除重负走捷径

赵大叔今年45岁，患了多年的肝炎，病情发展到去年明显加重，医生说他已有严重的肝硬化。他先是出现了腹水，大腹便

便，而且有一条条像粗大蚯蚓的青筋在腹部显现，行动越来越困难。后来又连续出现了两次大呕血，几乎就要到阎王爷那里报到了。今年年初，他在介入放射科作了“经颈静脉肝内门体静脉分流术”（简称 TIPS）的治疗后，情况开始有了好转。他腹部的青筋不见了，腹水消退了，再不呕血了，人也精神了许多。

提起肝硬化，一般人都不会感到陌生，因为由肝炎发展而来的肝硬化很多，由于长期酗酒或其他疾病引起的肝硬化也不少，也许在您所熟悉的人之中就有这种状况。

大家知道，人体内的血液是在心脏搏动的推动下运行的。血液通过由粗到细的动脉系统流向全身组织器官内的毛细血管，再由自细到粗的静脉系统收集回流到心脏。由动脉到毛细血管再到静脉是全身血液循环的普遍模式。

然而，有一套血管系统却与众不同，这就是门脉系统。

由动脉系统进入胃肠道、脾、胰等腹部器官的血液，收集汇合到门静脉后并不直接回流到心脏，而是进入肝脏再一次经过由粗到细的门脉分支与肝动脉一起重新进入毛细血管网，然后再由肝静脉收集回心。

正因为门脉系统是由毛细血管再到毛细血管，它的回流就多了个关口。当发生肝硬化时，肝的组织结构出现混乱，门脉血液进入肝的通路受阻，血流淤积，门脉不堪重负，压力增高，这样就形成了门脉高压症。

由肝硬化引起门脉高压症后，血液逆流将出现腹壁静脉曲张，食道静脉曲张，脾脏淤血肿大，脾功能亢进，从而引起腹部青筋毕露、严重的贫血、顽固性的腹水和反复的上消化道大出血等，危及生命安全。

如何解决危及生命安全的门脉高压呢？

外科的处理常常需要剖开腹部，切除脾脏，再在门静脉和腔静脉之间通过吻合或搭桥，建立一条通道，让门静脉内的血液通过这条捷径不经肝脏而直接回流到心脏，从而降低门脉压力。然而，由于操作复杂、损伤较大，能承受这种手术、取得满意疗效的患者不多。

能不能不开刀就解除门脉高压呢？答案就是TIPS。

介入医生借助一些专用的器械如导丝、导管、穿刺针、内支架等，从患者的颈部入手，以血管作通路实施远距离的操作，无须开刀就可以直接在肝脏内部建立一条捷径，让门脉血流经这条人工开出的通道经肝静脉回流入心，从根本上解除危及生命安全的门脉高压。

需要指出的是，TIPS操作说起来似乎很简单，但实际上集多种介入技术于一体，技术难度大，风险高，涉及的临床问题非常复杂，是介入放射学领域的难点之一，只宜在大型医院由有丰富经验的介入医生进行，切不可盲目引进和开展。同时，也不是所有的肝硬化门脉高压症患者都适宜用TIPS进行治疗，比如存在肝肾衰竭、心功能不全、反复肝性脑病以及肝癌位于分流通道等，切不可随意扩大化。

11 无须开刀“切”巨脾

李大姐今年老觉得身体不妥，不是发热就是便血，面色失去了自然的红润，姣好的容颜逐渐憔悴。后来经过医院的检查，发现她不但患有贫血，而且白细胞减少，血小板计数很低。白细胞减少自然容易发生感染，血小板减少就会容易出血，但白细胞和血小板为什么会减少呢？

经进一步的检查发现，李大姐有一个超出正常许多倍的巨大脾脏，这才是发生贫血和白细胞血小板减少的原因。脾脏担负着清除血液中“老弱病残”的红细胞、白细胞和血小板的任务，对维持血液成分的正常稳定起到有益的作用。然而，当脾脏增大、功能过于强大（即功能亢进）时，它就大大地“扩大了打击面”，把很大一部分“年轻力壮”的红细胞、白细胞和血小板也给清除了。

引起脾大、脾功能亢进的原因有多种，如肝硬化就是一个比较常见的原因。

如果不注意处理脾功能亢进的问题，单是用药物来增加白细胞或用药物来止血肯定不会有好的效果。因此，积极处理脾功能亢进才是一个治本的方法。

以往为了处理巨脾，只好采用外科手术的方法。由于部分性的脾切除难度太大，通常只好将它完全切除掉。但是，这样一来，且不说手术的创伤问题，单就说把脾的正常功能完全抛弃也有问题。

有没有更好的办法呢?

答案是：有。用介入的方法来处理脾功能亢进，的确值得推崇。

在局部麻醉下，经股动脉穿刺，将导管选择性地插入脾动脉。造影后，根据血管的情况，选择合适的栓塞剂如吸收性明胶海绵颗粒等在电视透视的监视下，选择性地注入位于脾脏下极以及外周的脾动脉分支内，使得由这些血管供血的脾组织发生梗死而失去吞噬血细胞的功能，从而发挥治疗作用。为了达到治疗目的，栓塞的范围要足够大，通常要栓塞70%～80%的脾动脉分支。栓塞后要再次造影了解栓塞范围，如果不够，可以追加栓塞剂直至满意为止。

为了防止过于强烈的栓塞后反应，对于巨大的脾，也可采取分次栓塞的办法。

要注意的是，脾栓塞后，发生脾囊肿甚至是脾脓肿的机会比较大，可以在栓塞时经导管注入抗生素作为预防，术后要加强监测，及时予以引流治疗。

李大姐经过部分性脾栓塞之后，一周后的血常规检查就显示血液指标大部分恢复，原有的症状也消失了，真是高兴！

12 逮住致命元凶

您听说过“经济舱综合征”这个词吗？

飞机上的经济舱由于空间狭小，乘客长时间地待在小小的座位上，身体特别是双腿的活动受到了很大的限制，血液回流不畅，很容易出现下肢静脉内的血栓形成。飞机到达目的地后，乘客突然起立活动，血管内已经形成的血栓松动，随着血液回流到心脏继而到肺，引起肺栓塞而急剧死亡。

据文献报道的统计，肺栓塞在美国已成为仅次于肿瘤和心脏病的第三大死亡原因。在我国，以前有许多患者不明原因突然死亡，推测其原因，很可能就是由于肺栓塞。随着检测手段的进步，我国的肺栓塞发现率也在逐渐增多。其中以下肢深静脉的血栓形成为最主要原因。而下肢深静脉的血栓形成更是一种常见的疾病，应该引起广泛的关注。

先说说什么是肺栓塞。

所谓肺栓塞，实际上不是一种独立的疾病。它是指源于体内的栓子，或者是外来的栓子，堵塞了肺动脉及其分支时所引起的一种病理状况，或者称之为综合征。这些栓子最重要的还要数在患者自己体内形成的血栓，很可能会成为引起患者死亡的致命元凶。

那么，有什么方法可以避免肺栓塞呢？

人体内最宽大的血管是腔静脉，是全身血液回流入心脏的必由之路。其中收集上半身血液的是上腔静脉，而收集下半身血液的是下腔静脉。您想，既然引起肺栓塞的血栓来自下肢静脉，要是我们把患者的下腔静脉堵住，这些致命元凶不就到不了肺了吗？

有人这么做过：通过手术，把下腔静脉结扎，或者把下腔静脉缩窄，来自下肢静脉的血栓是进不了肺了，但血流也被堵住了，患者已经肿胀的下肢就更加肿胀不堪，甚至宣告报废了。

值得庆幸的是，现在我们无须这么劳而无功了！我们只需通过血管穿刺，就可快速、安全地在下腔静脉放上一张网，将这些致命元凶一网打尽！您看，这下我们岂不就可以高枕无忧了吗？

为了预防致死性的肺栓塞，在下腔静脉内放置滤网——腔静脉滤器的方法已经得到广泛的应用。为了阻止来自上半身的血栓，同样也可以在上腔静脉内安放滤器。

在腔静脉内放上一个滤器，有点像在小溪流的出水口张开一张网。这张网可以让水流和小鱼苗自由通过，而将我们感兴趣的大鱼一条不剩地全部拿下。滤器只将凶险的大块栓子悉数挡住，而将已经碎裂的，对生命安全不构成威胁的栓子碎屑放走，保证腔静脉内的血液继续畅通无阻。

据文献统计报道，滤器的应用使静脉血栓脱落造成肺栓塞的发生率由60% ~70%下降至0.9% ~5%，真正起到了为生命保驾护航的作用。

更鼓舞人心的是，在安放了腔静脉滤器后，我们还可以马上借助这一条已经建立的通道，插管到血栓局部进行溶栓治疗，或者配合机械手段清除血栓，还能对血管的某些原发病变进行相应的治疗。

随着制造工艺的不断改进，腔静脉滤器的型号越来越多，输送器也变得越来越小，已由原来的24F逐步缩小到6F。穿刺入路也由原来的右颈静脉发展到可经贵要静脉或股静脉等多途径置入。除了永久性置入的腔静脉滤器外，也有可回收的临时滤器，还有了既可永久放置也能方便回收的滤器。这些突破性进展，使得腔静脉滤器的应用，既简单安全又切实有效，适应证范围越来越广。

13 拿掉突出之物

我有一个远方的朋友，只有40来岁，却经常腰酸腿痛、下肢发麻。遇有天气变化、感冒咳嗽，症状就会加重，更是痛苦不堪。吃了一些药，打了一些针，贴过膏药，照过“神灯”，推拿按摩经常做，病情却时好时坏。弄得他工作没精神，生活多烦恼！

没有办法了，他来找我。我给他作了CT检查之后，发现他的确是患了“腰椎间盘突出”。突出的椎间盘把神经根紧紧地压迫住了，哪会没有症状！

来找我之前，他已经听当地医生说了有关腰椎间盘突出症的治疗方法。他听说可以手术，但远期疗效难以保证，更会留下长长的疤痕，所以就对手术治疗有了畏惧心理。于是，他问我有没有更好的办法。

我给他介绍了一种介入疗法——经皮椎间盘切吸术。具体方法如下：

根据CT或MR检查的结果，确定病变椎间盘的位置，设计好穿刺的入点、深度和角度。患者取侧卧位或俯卧位，医生为其消毒、铺巾、局部麻醉后，在穿刺点切一米粒大小切口，将定位针在透视监视下插入病变的椎间盘内。双向透视确定位置准确后，即将扩张器沿定位针推进逐级扩张，最后送入6~8毫米粗的套管并固定稳妥，这样就建立了一条实施治疗的工作通道。把定位针和扩张器退出来，经套管插入环锯，将椎间盘的纤维环锯通直达髓核腔。退出环锯后，即可将特制的髓核钳插入进行钳夹、取除病变的椎间盘组织，结合应用连接吸引器的切吸器械进行反复多角度的切割抽吸，将病变髓核组织全部切吸出来。拔出切吸器及套管，皮肤伤口因为很小一般不需缝合，贴上一张小小的“止血贴”，手术就宣告结束。如果有多个椎间盘病变，可以重复以上操作，直到满意为止。介入术后，患者可以自己起来走回病房休息。

其实，对付椎间盘突出症，还有更简便的介入治疗方法——椎间盘髓核溶解术。定位、消毒、麻醉等步骤与经皮椎间盘切吸术相同，无须切口，在透视下将一根细细的穿刺针，插入髓核腔或突出的椎间盘组织内，将对椎间盘有溶解作用的胶原酶注入，再将针拔出，治疗就算结束了。现在也有使用臭氧注入或激光消融的方法。总之，通过溶解、氧化、消融的方法解除了椎间盘组织对神经的压迫后，治疗目的就达到了。

以上方法，除了应用于腰椎外，对于颈椎的椎间盘突出也能够应用。治疗颈椎的椎间盘突出，患者取仰卧位就行了。

当然，并非所有的椎间盘突出症患者都适合介入治疗，有些情况还得经手术处理；另外，各种不同的介入方式也有各自的优势和缺陷，具体选择则因人而异。

14　撑起塌陷的管道

如果我说，人体内充满着许多大小不等的管道系统，您可能还不太相信，但事实确实如此。这些管道系统中，有消化道、泌尿道、气道、胆道、泪道……更多的则是数不胜数的动脉和静脉管道系统。

这些管道系统各司其职，是维持人体正常生理功能乃至生命的重要环节，保持通畅是其发挥功能的必要条件。

正如我们平常所见的其他管道系统一样，人体内的各个管道系统都有可能因为内部的问题而变得狭窄、堵塞，也都有可能因外部的压迫推移而塌陷闭塞。炎症、结石、血块、肿瘤等都是常见的原因。

在很多情况下，管道发生了阻塞，光有清淤是不够的。

有一个比方也许不太妥当，却很形象：一条业已开挖好的隧道发生了塌方，出现了堵塞，人们在清除了堵塞物之后，肯定会觉得还有什么事应该做——制作强有力的支撑系统以加固隧道周壁。否则，再次的塌方在所难免。

如何构筑体内管道的支撑系统呢？答案就是置入内支架。

支架的形状有多种，如网状、螺旋状及Z形等。

一般多用自膨式支架，将之压缩在专用的输送器内，在导丝的引导下，并在电视透视的监视下，用输送器将其送入适宜的位置，缓慢释放到位即可。也有组合于球囊导管上的球扩式支架，需要扩张球囊将其释放，如应用于心脏冠脉内的支架就是这样。

需要注意的是，随着支架的张开，可能会出现前跳现象，其长度也可能会缩短。所以释放位置一定要准确，选定的长度和大小也要适宜，否则容易移位和游走。

有了支架作为支撑系统，阻塞、塌陷的管道就有了强劲的“脊梁”，正常的生理功能就能够得到发挥。

然而，安放了支架还不等于万事大吉，还需要结合其他的治疗方法共同维护管道的通畅。有时，支架内还可能发生闭塞，如由于肿瘤的继续生长就可能发生再闭塞。这时，我们可以再行支架置放术，即支架内套支架（Stent in Stent），或通过支架内消融和放射粒子植入等技术，来解决问题。

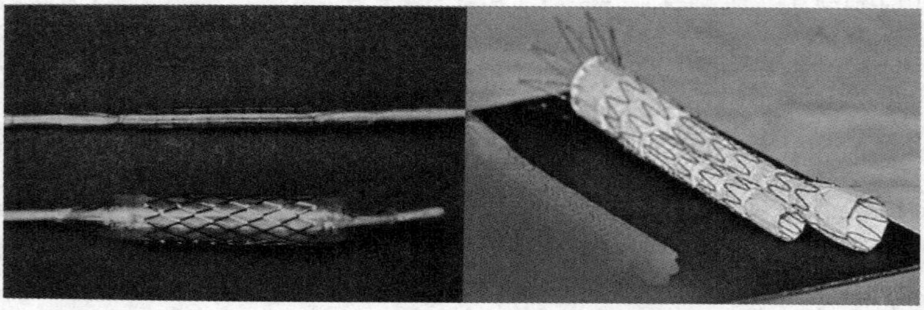

图4　支架图片

15　重新开通生命线

不知道您有没有听说过，有的人平白无故地就出现了一条腿剧烈疼痛的情况，跟着就冰凉、发白，接着又发紫、发黑，最后不得不截肢，这条腿就这么报废了。

这是怎么一回事呢？

原来，这是由动脉血管堵塞所造成的。引起动脉血管堵塞的直接原因主要是血栓形成和栓塞。

什么叫血栓形成？什么又叫做栓塞呢？所谓血栓形成，就是说血管内的血液出现凝固形成血块，从而引起血管的狭窄和堵塞。而栓塞则是由于一些叫做栓子的固体块状物质，被血流带到血管内的一定部位从而引起血管的堵塞，这些栓子也以血块为最多。也就是说，血栓形成的血块是在堵塞的部位原地形成的，而栓塞的血块栓子是在远离堵塞的其他地方形成的。

所谓“成也萧何，败也萧何”。血液本来是运送氧气、养料的生命线，然而，当它凝固而形成血块时，不但不能发挥作用，反而成为阻挡氧气和养料运送的罪魁祸首。要挽救缺血的肢体，关键就是要尽快地解除堵塞，否则，肢体就再也保不住了。

您可能会问，血块形成了，把它拿掉不就行了吗？的确，外科手术取栓术曾经成功地挽救了一部分患者的肢体。但是，手术具有较大的创伤性，手术过程中栓子的游走又可能造成手术的失败，手术的创伤又成为新血栓形成的诱因，取之不尽，您说烦不烦？

怎么办？作介入！

首先，我们在远离病变、容易操作的部位，通过血管穿刺，将一条细小的导管在电视透视的监视下，顺着血管的走行，选择性地插入病变的血管段。然后，在电脑的控制下，用高压注射器以适当的压力和速度注射对比剂，进行血管造影。血管造影是诊断血管病变的“金标准”，它能准确而直观地显示出血管堵塞的部位、范围和程度，为下一步的治疗提供有力的依据。

怎么样治疗呢？

前面提过，诊断之后能即刻投入治疗是介入医学的优势之一。我们就以已经插入病变血管局部的细小导管为通路，实施介入治疗操作。有多种方法可供选择。

其一，经导管溶栓术。即通过导管在血栓内部注射适量的溶栓药物（如尿激酶等），一边注药一边推进导管，步步为营，将新鲜的血栓及时有效地溶解掉。这是一种比较简单、常用的方法，可以单独使用，也常与其他方法联合使用。

其二，抽吸血栓清除术。这是一种机械性的方法，将导管插入血栓内，通过负压抽吸，可以将比较新鲜的血栓抽吸出来，使堵塞的血管重新恢复通畅。

其三，旋转血栓切除术。这是利用一种经过特别设计的导管，连接机电装置，产生高速旋转，将血栓切割清除。这种方法对陈旧性的血栓甚至是诱发血栓形成的动脉粥样硬化斑块也有效。

其四，流变血栓溶解术。这是利用专门设计的所谓“流变溶栓导管”来实施的介入操作方法。流变溶栓导管是一种双腔管或三腔管，将它插入血栓局部后，用高压生理盐水从注入腔高速注入，冲刷下来的血块碎屑则通过排出腔排出体外。

其五，血管成形术。有的闭塞血管内既有新鲜血栓，也有比较陈旧的血栓，甚至还有动脉硬化的粥样斑块同时存在。即原来就有血管狭窄的基础，后来又形成了新的血栓才造成闭塞，从而出现症状。我们用上述的方法清除了新鲜的血栓以后，血管虽然可能恢复部分供血能力，但留下的狭窄将成为短期内重新闭塞的导火索。解决的办法是，插入带有扩张球囊的导管到狭窄部位，注入对比剂将球囊扩张，使狭窄之处被动地扩张，恢复管腔的管径。这就是目前广泛应用的球囊血管成形术。此外，已有许多学者着手用激光装置进行血管成形术的研究，取得了一定的成果，显示了良好的发展前景，但到目前为止，临床应用仍不多。

其六，内支架置放术。这种方法一般只应用于血管成形术之后，是为了防止血管塌陷、狭窄和闭塞再次发生而采取的应变措施。

除了以上几种方法之外，还有一些其他方法，如超声溶栓术、导管碎栓术等。今后，将还会有更多适合清除血栓的先进器械、先进技术不断涌现。让我们拭目以待吧！

16　送子观音巧架鹊桥

一对深深相爱的青年男女，在亲朋好友的祝福声中，组成了甜蜜的小家庭。慢慢地，他们觉得，二人世界虽然欢愉，却也过于单调。随着年龄的增加，他们盼望做爸爸妈妈的心情逐渐强烈起来。这时，要是爱情的结晶能够及时地降临，那将是多么幸福啊！

然而，有不少夫妻经过多年的等待，他们呼唤的小生命却始终不见踪影。当他们看到，他们的同龄人，三口之家其乐融融时，不孕的痛苦开始日夜撕扯着他们的心。于是，他们开始探究导致不孕的原因，开始寻找“送子的观音”。

导致不孕的原因当然有很多，但最常见的原因莫过于输卵管阻塞。

学过解剖、生理学知识的人都知道，子宫是孕育后代的场所，而在子宫两侧如同两条长长辫子的细小管状结构就是输卵管。输卵管就好比是牛郎织女相会的鹊桥，妻子的卵子就在这里等待着丈夫的精子。一旦有一条勇敢的精子千里迢迢地来到这里，与久候的卵子实现了欢快的相会，一个新的生命就开始了萌芽。

然而，“鹊桥”总是那么地脆弱，它太细小，太需要细心的呵护。一旦经受损伤，发生感染，输卵管很容易出现阻塞。“鹊桥”断了，“牛郎和织女”只得被相隔在银河的两侧，无法相聚了。

治疗输卵管阻塞性不孕症的办法有多种，比如有中医或西医的药物治疗、手术治疗、腹腔镜治疗等方法。对于一些患者，这些治疗方法确实有良效，但它们也各有其固有的缺点。例如，对于处于炎症活动期的输卵管阻塞，西药或中药治疗效果确切，对于慢性炎症，中医治疗效果不错，但对于已经形成粘连的输卵管阻塞，任何药物治疗都只能束手无策。手术可以通过切除部分阻塞的输卵管，再予以吻合，或者是通过造口的方式形成新的通路，但对于阻塞范围比较长的情况却无能为力，而且，手术的创伤比较大，术后形成的新粘连又会使手术时已经达成的效果付诸东流。而腹腔镜治疗对于盆腔粘连造成的输卵管扭曲阻塞有良好的效果，但却难以处理输卵管腔内的问题。

在不孕的夫妇呼唤送子观音的时候，在他们多方尝试、万般无奈的时候，介入专家们用自己的智慧，给他们带来了新的希望，那就是——输卵管再通术。

怎么样着手呢？首先要进行妇科检查，看看有没有不适宜介入治疗的情况，如存在妇科急性炎症等应进行相应的前期治疗。在月经干净后的3~7天内，经过严格的清洁消毒，从阴道内向子宫腔送入介入治疗器械，在电视透视下进行子宫和输卵管的造影，明确阻塞部位，用纤细光滑、具有一定刚度和柔软度的导丝对阻塞处进行反复轻柔的机械疏通。再次造影确认再通成功后，应经导管向输卵管内注入输卵管疏通液，以加强治疗效果并防止再闭塞。一侧成功后，用同法再进行另一侧治疗。这种介入治疗方法简便安全，连局部麻醉都不需要。

为了取得更好的治疗效果，特别是防止输卵管再闭塞，介入治疗后最好能结合中医辨证，积极治疗引起输卵管阻塞的慢性输卵管炎等原发病。

17 男性不育也可治疗

妻子不孕，根源也许在丈夫身上。不知道这种可能性，就很可能发生“冤假错案”，造成家庭悲剧。所以，男人也应该接受检查，不可不分青红皂白就埋怨女人是“不会下蛋的鸡”。

造成男性不育的原因也有多种，但常见的一类原因是精索静脉曲张。

男性的睾丸是产生精子的地方，但产生精子需要有相对较低的温度环境。当发生精索静脉曲张时，大量曲张的静脉像一团团的蚯蚓一样盘曲在睾丸的周围，就会使睾丸的环境温度升高，难以产生足够和正常的精子。此外，这些曲张的静脉团使阴囊成了一个大大的囊袋，下坠感明显，甚至影响行走，所以，做男人不一定“挺好”。

据统计，男性青壮年中发生精索静脉曲张的有10%～20%。在这么多的人中，很多是没有症状或仅有轻微的症状，一般不需要治疗。如果曲张严重，引起明显症状，造成不育，当然就需要接受治疗了。

传统的治疗方法是实施外科手术，将曲张的静脉结扎。通过介入治疗——精索静脉栓塞术，可以在微创的情况下达到同样的目的，当然就更受欢迎了。

精索静脉栓塞术是怎样进行的呢?

常规消毒、铺巾后，在右腹股沟区进行局部麻醉，穿刺股静脉，将选择性导管在电视透视监视下，经股静脉、髂静脉、下腔静脉一直插入左肾静脉。造影后，再将导管进一步插到左精索静脉内，再次造影明确曲张静脉的程度以及有无解剖变异等情况。根据造影结果，将导管放置到位，一般应放置到距精索静脉开口5厘米以下处。将栓塞剂（无水酒精加不锈钢圈、可脱性球囊、吸收性明胶海绵加不锈钢圈、鱼肝油酸钠加钽粉等）准确释放在左精索静脉内的合适位置。造影观察，如对比剂淤滞不流动，说明栓塞已达到目的，可以拔出导管，结束操作；如对比剂仍有流动，则说明栓塞仍不完全，应增加栓塞剂用量，直至达到栓塞目的为止。由于解剖结构上的不同，右侧精索静脉一般不发生曲张，故通常不需要栓塞治疗。

有一部分曲张的精索静脉存在发育变异，如出现多个开口或形成多支交通等情况，将对治疗形成不利的影响，使操作难度加大或治疗效果降低，所以要认真对待。因此，医生要仔细分析精索静脉造影的不同情况，采取不同的操作手法和处理措施，以保证介入治疗的圆满成功。

18 快堵住决堤之处

一个民工因工地发生塌方而引起全身多处骨折，送到医院时已呈休克状态。虽经紧急输血等处理，但患者的血压却始终难以升高。鉴于患者的情况复杂，手术方案一时也难以作出。

介入医生被紧急召来会诊，考虑到患者存在骨盆腔内活动性大出血，先把血止住再说！

各种准备工作很快就分头做好了，患者躺到介入操作台上，几分钟后，介入医生已经把造影导管插入患者的主动脉内。接上高压注射器进行造影，发现髂内动脉破裂，对比剂连同血液有如决堤之水正汹涌地冒出。将选择性导管顺利插入破裂的动脉之内，经导管推入不锈钢圈和几条剪裁好的吸收性明胶海绵后，再注入对比剂观察，证实出血已经被完全止住了。

这次紧急的髂内动脉栓塞止血，为下一步的外科和骨科手术处理创造了条件，成为患者被抢救成功的关键。

血液是人体生命的源泉，在许多情况下，未能及时止住的大出血成为夺走患者生命的直接原因。急诊的外科手术止血疗效确切，但也常常由于难以清楚地判断出血的具体位置而无从下手，如果同时有多处出血，效果更是难以保证；此外，手术的创伤，对手术和麻醉的耐受性问题，时间延误的问题等也限制了手术止血的应用。

急诊的介入止血简便快捷，对患者的条件要求很低。最可贵的是，它能通过造影，准确、全面地判断出血的部位，是一处出血还是多处出血，各处出血的量是大还是小，为下一步的栓塞止血提供了确切的依据。

实际上，除了外伤可能造成大出血之外，产妇生产之后、手术之后、恶性肿瘤、支气管扩张、胃十二指肠溃疡等，均可能造成大出血，引起大量的阴道出血、尿血、便血、呕血或咯血。对于这些情况，都可以在介入插管造影之后，立即进行相应的治疗处理。根据原发病的不同，可以选择不同的栓塞剂进行暂时性或永久性的栓塞。

需要提醒的是，在进行栓塞治疗之前，特别是在对消化道大出血的治疗之前，一定要对组织器官的血供情况进行判断，不可不分情况鲁莽行事。

19　加强脊柱用水泥

脊柱是人体内的“中流砥柱”，千万软弱不得；它还担负着保护脊髓（神经系统的重要部分）的重任，千万忽视不得！

但是，有不少的疾病却偏偏要侵犯脊柱。例如，脊椎血管瘤、骨质疏松、恶性肿瘤转移性破坏以及高处跌下损伤等。这些情况都会破坏椎骨的正常结构，使其失去负重的功能，发生塌陷、变形。

脊柱发生了这些病变，其结果不单是会出现剧烈的疼痛，还将使患者“失去自由”：无法负重、不能行走，只能瘫卧在床。

有人想到：水泥是非常坚固的常用建筑材料，而椎骨是因为受到破坏导致软弱才会引起塌陷的。那么，能不能用水泥来加固椎骨，使它不发生塌陷呢？

这是一个很好的思路。由此人们也开发出了一种新型的介入治疗方法——经皮椎体成形术。

实践证明，普通的建筑用水泥——硅酸盐水泥由于组织相容性等问题，不能应用于人体内。但是，人们却找到了可用的替代产品——聚甲基丙酸甲酯，这就是骨水泥。

材料有了，怎么样把它置放到位呢？

首先，我们根据CT等影像检查的结果，确定好需要治疗的部位，设计好穿刺的角度和深度，在设定好的穿刺部位作好局部麻醉。然后，在CT或者电视透视的监视下，将特制的椎体穿刺针刺入病变部位。再通过专用的注射装置，将调制好的适量骨水泥准确地填充到病变椎体内。最后，拔出穿刺针，局部简单包扎一下，治疗就完成了。如果有多椎体病变，也可逐一治疗。

注入的骨水泥填充了椎体的病变部位，强化了椎体的负重性能和抗压强度，有效地预防了椎体的塌陷变形，还可以使已经变形的椎体得到矫正，对于脊髓压迫的威胁也随之解除了。术后，患者即可下地行走，心情好极了！

还有一种好处是：骨水泥被注入椎体内后，将因聚合反应而产热，使病变局部的温度升高到50度以上。一方面，这种高温能够有效地杀灭肿瘤细胞，从而抑制肿瘤的生长；另一方面，这种高温也能使病变局部的神经末梢发生变性，不能传导痛觉冲动，从而对于病变引起的顽固性疼痛起到良好的治疗作用。据文献报道，经皮椎体成形手术后的48小时内，患者顽固性疼痛的缓解率可达97.5%，6个月后的疼痛缓解率仍在75%以上，这的确令人鼓舞。

20　深入元神之府

众所周知，大脑是人的神经中枢，按照中医的观点则是元神之府。一个没有大脑的人只能死亡，如果一个人的大脑功能不能正常发挥，那么，他就算不是植物人，也必定是一个呆子。

大脑是如此地重要，所以它生来就被保护在坚硬的头颅骨里面。这种保护，一方面免除了许多因素对它的可能损伤，但另一方面，当它发生病变时，也给治疗造成了困难。当年曹操患了脑疾，痛不欲生，华佗也无药可施，只好亮出绝活，拿来一把利斧要劈曹操。曹操认定脑袋瓜子不可劈，一怒之下先把华佗给劈了，曹操不久也追随华佗而去了阴间，更留下了“讳疾忌医”的骂名。

不过，要是当时曹操听信了华佗的话，让他劈了脑袋，很可能也就一了百了了。一千多年以来，似乎没有人继承华佗的利斧，因为人们总是担心：当利斧劈开颅骨时，大脑可能已经被损伤得惨不忍睹了！当然，如今脑内手术已经不是禁区，因为有比利斧精密得多的手术器械可供使用。

有人问了：开颅太可怕，介入能否有些作为呢？答案是肯定的。

最简单的可能要数介入性血管造影。通过选择性插管，可以对颅内的不同血管分别进行造影检查，从而清晰显示血管的走行和形态，明确血管是否狭窄、闭塞、畸形、异常扩张或异常引流，是诊断颅内血管性疾病的“金标准”。

其次，血管栓塞术在神经介入放射学领域也有广泛的应用。

如使用短效栓塞剂在外科开颅手术前暂时性地栓塞颅内肿瘤的供血血管，能有效减轻术中出血，并能使瘤体因缺血而缩小从而有利于切除。外伤性的出血也可应用短效栓塞剂暂时性地栓塞血管，既能达到迅速地控制出血的目的，又不至于影响到组织器官的远期血供。对暂时难以通过手术切除的恶性肿瘤，栓塞治疗也可作为姑息治疗的手段，并有可能为将来的手术处理创造机会。对头颅内的血管性病变如动脉瘤、动静脉畸形、动静脉瘘等，血管栓塞治疗已成为目前首选的治疗方法。

血管成形术在神经介入放射学领域也有良好的应用。例如，对于因动脉粥样硬化、大动脉炎以及动脉肌层增生等原因引起的头颈部动脉狭窄，可以通过插入球囊导管进行狭窄处的扩张成形，能有效地改善大脑的血液供应，防止脑梗死的发生。近年来，颈动脉内支架也得到了较广泛的应用，取得了良好的疗效，对于预防脑缺血、防止脑梗死具有积极的意义。

血管内的药物灌注术在神经介入放射学领域中也有用武之地。如供应大脑的动脉血管因血栓形成或血栓栓塞而引起缺血性中风，争分夺秒地进行急诊的介入溶栓治疗，能有效地逆转病程，不致产生偏瘫等后遗症。对于原发或转移的脑内恶性肿瘤，也可通过血管内灌注化疗药物进行姑息性的治疗，可起到延长患者生命、改善生活质量的效果。

此外，对于颅内血肿、脓肿等病变，可以通过穿刺抽吸进行引流、减压，有可能使处于昏迷状态的患者迅速地“从噩梦中醒来”，避免了开颅手术所造成的创伤。

21 挺进血脉之都

心脏是什么？

传统中医理论有云：心乃君主之官，为五脏六腑之主；心主血脉，主藏神。现代解剖、生理学知识也证实：心脏是循环系统的首要器官，是推动血液运行的动力来源。

可以说，心脏是生命的发动机。它一刻不停、有规律地跳动着，成为生命存在的重要标志。心脏停止跳动，生命也随即停止。大脑虽然重要，但还能在睡眠中得到休养生息，而心脏却是终生劳顿，无休无止，真正称得上是劳苦功高。

其实，心脏也易受病魔侵扰。那么，介入也能为诊治心脏病作贡献吧？

是的。先天性心脏病（简称先心病）是先天发育缺陷所造成的一类心脏病，如房间隔缺损、室间隔缺损、肺动脉狭窄、法洛四联征、大动脉转位等，一般检查手段常常难以准确诊断。而用介入插管方法分别进行左心造影、右心造影并进行压力测定，就能够做到准确诊断，成为确定心脏手术方案最有价值的评价手段。

当然，除了能够诊断先心病之外，通过心腔造影也能诊断因为后天原因而引起的心脏病，如瓣膜病变、室壁瘤、心肌病和左房黏液瘤等。

心脏为身器官供血，堪称“血脉之都”，但心腔内的血液却不能直接地为它提供氧气和营养，而是必须通过专门的动脉——冠状动脉（简称冠脉）。随着年龄的增加，冠脉发生硬化狭窄的机会也随着增大，从而造成心肌缺血，诱发心绞痛和心肌梗死——这就是大家非常熟悉的冠状动脉硬化性心脏病（简称冠心病）。通过冠脉造影也能使冠心病得到准确的诊断。

心脏介入除了能够作为心脏外科手术前的诊断手段之外，还能直接替代外科手术，这令人欢欣鼓舞。

例如，介入技术如心脏瓣膜扩张成形术、冠状动脉狭窄扩张成形术、未闭动脉导管栓塞术等已在很大程度上替代了外科瓣膜分离术、冠脉搭桥术和动脉导管结扎术。此外，像冠脉粥样斑块旋切术、安放冠脉支架也已成为介入治疗冠心病的常用手段。通过皮下埋植永久性起搏器或实施心脏射频消融等介入技术治疗顽固性慢速型或快速型心律失常，已经成为经典甚至是首选的治疗方案。

22 另类的引导设备

看过“介入医学篇”中这么多篇短文之后，您一定对介入放射学有不少的认识了吧？

我们知道，无论是介入诊断，还是介入治疗，都离不开影像设备的引导，这是“介入”的本质特征之一。而引导施行介入诊疗的影像设备基本上都是电视透视设备。

在电视透视下进行介入操作，医生能够清晰地观察到介入器械在患者体内的位置和状态，从而非常方便地进行操控；另外，透视的成本也很低。这些优点使透视成为介入诊疗的首选引导设备。

然而，透视的缺点也是明显的，特别是它的密度分辨力低，在对细小病灶进行穿刺的过程中，难以保证精确定位。此外，由于介入医生日复一日长时间在透视下操作，放射线对其危害性也不可低估。因此，寻找更好的介入引导设备，一直是介入医生们的追求。

首先，他们将视线投向“CT 介入”。采用 CT 作为引导设备，进行穿刺操作时，能够做到精确地确定进针点、角度和深度，避免损伤血管、神经和病变相邻的重要结构。随着螺旋 CT 机以及具有“CT 透视”功能的机器的应用，扫描速度提高很快，对穿刺针的定位操控变得更为方便。此外，有些 CT 机上还配有激光定位和活检机械手，更加提高了穿刺定位的准确性。但是，将 CT 作为引导设备，仍无法避免放射线的危害。

其次，实践证明 B 型超声诊断仪作为介入引导设备切实可行，而且对人体安全，没有放射线危害之忧。目前“超声介入”

多用于肿瘤穿刺活检的定位引导，也可引导直接将药物注入肿瘤内而达到治疗的目的。对肾囊肿、肝囊肿、肝脓肿、甲状腺良性结节、胰腺假性囊肿、卵巢巧克力囊肿等病变的穿刺引流和硬化治疗等已有越来越多的成功应用。

另一个引人注目的引导设备是 MR 机。MR 机不但可以提供分辨力良好的多方位图像，而且没有射线危害，似乎是一个“理想”的引导设备。但由于目前的介入器械大多存在干扰 MR 机磁场稳定性的问题，有一些器械甚至可能在磁场下成为伤害人体的凶器，MR 机小小的的扫描膛腔亦无介入医生能够动手的空间等，妨碍了“MR 介入”的开展。近年来，随着开放式磁共振机的研制成功并在医院内落户，新型的适合在 MR 机房应用的介入器械的推出，妨碍 MR 介入开展的“绊脚石”被一块块搬开，MR 介入的春天似乎很快就会来临。

由于有了上述的 CT 介入、超声介入和 MR 介入，比介入放射学含义更广的名词“介入医学”出现了。不过，从目前来看，无论上述的哪一种引导方法，都无法取代电视透视作为介入引导设备“龙头老大”的地位。也许，随着成像速度的进一步提高，实时的三维动态成像成为现实，这些“另类”的引导设备有可能成为新的主力。

合理选择篇

花园百花齐开放，哪朵先戴细思量

1　盲目选择，其害不浅

有人问，如今影像学检查手段这么多，到底哪种好，哪种差，应该如何选择呢？

这个问题提得很好。合理选择影像检查方法的确是一个值得关注的问题。

我先讲几个小例子：

我曾经遇到过这样的事情，有个医生接诊了一个急诊头部外伤的患者，他知道影像医师能给他提供帮助，于是开了一张透视单要求排除颅脑损伤。我说，“您太为难我了，实在办不到啊！”

还有一次，一个朋友听说我们医院进了一台新的螺旋 CT 机，想要我给他作一个全身健康检查，还说贵就贵点啦，钱不是问题。我对他开玩笑说，“我有个傻瓜相机，你摆多几个姿势，我好好地给你拍几张全身照留念，你钱多，今晚就做东请我吃龙虾吧！”

我也常听到临床医生说，有的患者一有头痛脑热，就坚决要求医生给作 MRI 检查，但有的患者又因为嫌贵，对医生开的 CT 或 MRI 检查申请单很有意见，往往需要解释好半天。他们说，现在的影像检查方法太多了，患者搞不清楚，应该多一点宣传，向社会大众做一些普及工作。

的确，影像学发展速度很快，新的检查技术和检查方法层出不穷，不单是患者搞不清楚，很多临床医生也不是很清楚。

关于各种影像检查方法的特点，在前面的章节中已经有所表述；至于在何种情况下应该选用何种影像检查方法，我还将在后面的章节中作一些具体的说明。现在，我想首先说一说盲目选择影像检查方法有些什么危害。

第一，耽误正确诊断的时机。比如说我刚才讲的第一个例子，头部外伤，往往伤情凶险，及时准确地判断伤情（有无脑部出血、有无颅骨骨折等）乃是及时有效治疗的必要前提，否则，很可能就贻误了抢救时机，那将可能会付出生命的代价。

第二，浪费卫生资源，增加患者负担。盲目选择根本没有必要的昂贵检查，势必加重患者的经济负担；此外，过多的不必要检查既浪费了有限的卫生资源，又增加了社会成本。

第三，增加患者受辐射损伤的机会。大家知道，放射检查、CT 检查所用的 X 射线和核医学检查所用的放射线同位素都是辐射源，对人体都可能造成一些危害，特别是对于孕妇和儿童更是如此。像我刚才讲的第二个例子，我朋友虽然有的是钱，不用考虑经济负担，但我也要为他考虑安全性问题。

第四，可能诱发一些危险情况出现。比如 MRI 检查，由于要施加一个强大的外磁场，这个磁场可以引起检查室内以及人体内部的铁磁性物质移位，造成伤害，甚至出现意外情况。身体内有金属假体以及装有起搏器的患者就不适宜作 MRI 检查。我曾看过美国有个 6 岁男孩在作 MRI 检查时，被强大磁场吸引的高压氧气罐砸碎了头骨并最终死亡的报道。国内医院也有清洁工不慎带金属物品入 MR 检查室，强大磁场吸入金属并击坏机器的例子。如果正好有患者在接受检查，那危险可就大了。

讲了这么多，现在我再回到前面所提出的问题。我个人认为，选择合理的影像检查方法，其出发点不应该是医生的喜好，也不应该是患者的要求，而应该是病情的现实需要。

2 寸有所长，尺有所短

在医疗实践中，有的医生喜欢开价格昂贵的检查申请单，也有的患者点名要作一些昂贵的影像学检查。那么，是不是昂贵的检查方法就比廉价的检查方法好呢？

可以毫不犹豫地说，有这种想法的人陷入了“便宜没好货”这样一个误区。

中国有句老话，叫做“寸有所长，尺有所短”。我看，用这句话来概括影像检查方法也恰如其分。各种检查方法在价格上确有贵贱之别，但并不存在严格意义上的好坏之分，只有应用是否恰当之论。

在前面的章节中，我已经介绍了各种影像检查方法的一些相关知识，相信各位读者已经有了一定的了解。为了更好地回答“哪种检查方法好”之类的问题，我想再就部分影像检查方法的优缺点作一个简要的总结。

透视所需设备简单，操作方便，价格低廉，耗时短暂，检查结果“立等可取”；最重要的还在于它可以从多个角度、连续、动态地观察到人体的活动图像如呼吸的运动、心脏的搏动等。因此，一百多年来，透视一直青春永驻，没有其他任何一种检查方法能够完全取代它。但是，透视的缺点也是明显的：图像粗略、模糊，难以看清细节，不能留下记录以供会诊或作为前后对照之用，检查结果的准确性取决于施行检查的“这个”医生的诊断水平和对工作的认真细致程度。换句话说，要是这个医生水平低下或者对工作不负责任，他可能会对病变视而不见，或者会把一些正常的、变异的情况视为病变，造成漏诊、误诊，而其他医生却无法纠正他。

透视的缺点恰恰可以被摄片的优点所弥补，摄片影像清晰，层次分明，对病变的细节一览无余。另一方面，摄片的曝光时间很短，一般仅仅需要零点几秒甚至是零点零几秒的时间，放射防护容易实施，患者接受的辐射远比透视少。更重要的是，由于影像记录于X光胶片这样的载体上，医生可以反复认真地阅读，仔细地研究病变细节，也可以通过与其他医生或专家的会诊而大大地减少漏诊、误诊的可能性。此外，这些胶片对于患者来说，可以作为疾病档案以供前后对照，以利医生追踪确诊和评价治疗效果；对于研究人员来说，这些胶片则是宝贵的第一手资料；而对于医学院校的学生们来说，这些胶片则可能是难得的教材。

当然了，相对于透视来说，摄片所需的设备要稍稍复杂一些，操作程序增多，成本增加，技术难度加大，所需时间延长，从检查开始到得出报告的时间远比透视长，一份普通的诊断报告曾经需要 24 个小时以上，急诊报告起码也要半个小时；现在普通报告还要 2 个小时左右，急诊报告也要十几分钟。而且，摄片得到的只是一个平面的、静止的影像，无法看到人体的运动。不过，相对于其他的影像检查方法来说，摄片倒又可以称得上是价廉物美、迅速快捷了。

总的说来，透视和摄片（平片）是影像检查方法中最基本的方法，被称为普通检查。它们各有其适应范围，也可以相互印证、联合应用，却难以取代彼此。

超声诊断最常用的是 B 型超声波，简称“B 超”。与透视、摄片不同，它没有放射损伤的顾虑，而且具有操作简便、价格低廉、重复性好等优点而受到医生和患者的普遍欢迎。超声检查还能观察到许多脏器的功能状态，如心脏的收缩舒张、胆囊的收缩、膈肌的运动等，从而判断其生理功能是否正常，它也能从多个角度进行扫描。另外，鉴别病变是囊性还是实质性，即判断病灶中是否存在液体也是它的突出优势。但是，超声图像显示相对较粗糙，对操作者的技术水平也像透视那样，有较大的依赖性，难以避免漏诊、误诊的发生。此外，由于超声波的固有特性，检查的部位也受到一定的限制。

CT，MRI，SPECT，PET 等都是新型的高科技检查项目，它们都借助了现代高性能计算机强大的后处理技术，个个本领高强，在各自适用的领域能够大显身手，但它们也毫不例外地存在致命的缺陷（如价格昂贵等）而使应用受到限制。关于它们各自的优缺点，在相关的章节中都有一些介绍，在此就不一一重复了。

尺有所短，寸有所长。众多的影像检查方法岂是一个“好”字或者一个“坏”字所能包容得了的。

3　胸部查病，透视最简

胸部含有多个器官组织，可以说，所有的影像学检查方法都能在胸部应用，但它们的应用选择也有原则可循。

先简后繁、先廉后贵、效率为上、最好无创，这是所有部位、所有影像学检查选择时应该遵循的基本原则，在胸部疾病的检查诊断中也不例外。

透视在胸部检查中往往被最先选用，这是为什么呢？

大家知道，肺是胸部最常发生病变的部位，也是我们最关心的器官之一。肺内含有大量的空气，密度很低，对X线的阻挡最少，与周围的其他器官如心脏纵膈、胸壁软组织及骨骼能够形成清晰的密度对比。一旦肺内出现了病变，这种对比将发生变化，普通透视也能很容易地显示出相应的“阴影”，从而使病变得到及时的诊断。

如果说，自然对比良好就是我们首选透视作为胸部查病的影像学检查方法的理由，还不是很充分。在透视检查过程中，我们可以多角度地观察，可以很满意地观察到呼吸的运动、心脏的搏动、膈肌的起伏……这些动态直观的功能性信息亦为透视在胸部的应用注入了不少的活力。

当然了，作为首选的检查并非就是最好的检查，透视并不能替我们解决所有胸部疾病的诊断问题。在不同的诊断目的下，我们的选择可能会有所改变。

例如，我们要排除肋骨骨折，或者是要仔细研究胸透所发现的异常阴影的性质，就应该选用胸部摄片了。胸片对于心脏疾病以及较大的纵膈病变也有一定的诊断价值，同样优于透视。

然而，胸片显示的是平面图像，有些病变会有重叠。为了没有盲区地显示胸部病变，胸部 CT 可算是一种很好的选择了，而且由于 CT 的密度分辨力特别强，能够查出透视或胸片所无法显示的某些胸部病变。

一般说来，超声检查对于肺部病变的检查效果差，MRI 检查也缺乏明显的优势，因而其应用受到限制。

不过，本节的第一句话就说，胸部含有多个器官组织。假如我们关注的并不是肺，而是胸部的其他器官，情况又会有所不同。

对于心脏的检查，下一节我将专门论述。而对于纵膈，也就是处于两侧肺中间的那部分软组织来说，胸部透视或照片的诊断效能也嫌不足。

纵膈实际上是多种器官组织的复合体，其内部各组织器官的自然对比不良，胸部透视或照片往往仅对某些较大病变或较具特征性的肿瘤如含骨和牙的畸胎瘤等有较大的诊断价值。

超声检查由于受到胸骨、胸椎、肋骨和肺内气体的影响，声波或被吸收或被反射；近来虽出现了经食道和经纵膈镜超声检查手段，摒除了骨头和气体的影响，但有创伤性、患者难以接受，因而超声检查在纵膈疾病的诊断中受到限制，但因其在确定纵膈病变的囊、实性，判断病变与周围血管的关系上较具优势，可以根据其具体部位和情况选择应用。

CT 在纵膈疾病的诊断中具有独特的价值，这得益于它具有良好的密度分辨力，以及无组织重叠、无检查盲区。它不但能发现纵膈肿瘤的有无，也能确定其病变范围，在定位和定性诊断方面对于普通 X 线诊断来说都有质的飞跃。

MRI 在纵膈病变的定位和定性诊断方面一般不逊于 CT，由于具有多方位成像、软组织分辨力强以及血液流空现象，因而在确定病变是否累及血管、鉴别肿瘤复发与放疗后纤维化等方面优于 CT，而且由于无骨质伪影，在后纵膈脊柱旁病变的显示方面也较 CT 为优。

4 心脏检查，如何选择

要回答这个问题，还真有点难度。

要检查心脏的毛病，临床听诊和心电图检查常常是必须的。不过，这在我们的讨论范围之外。

自从 1895 年伦琴发现 X 线后，大量的影像学检查方法不断涌现，各有特色，如何取舍，的确令人颇费心思。

最简单、最容易想起的影像学检查方法是透视。通过透视，我们可以了解心脏和大血管的位置、形态、大小、轮廓，它更有特色的优势是能多方位地观察心脏、大血管的搏动情况。对于风湿性心脏病、先天性心脏病、心包积液等疾病，透视能提供有价值的诊断依据；透视也可作为其他检查方法采用之前的筛选方法。

X 线平片检查也很简便，能够显示心脏和大血管的轮廓、形态、瓣膜以及动脉壁上的钙化。根据平片所见，往往可以对心脏疾病作出初步判断，但平片检查的局限性仍很大。

超声检查在心脏疾病的检查中有重要的地位。超声不仅能实时地显示心脏瓣膜的形态、活动状况、增厚程度、关闭情况和附着位置等，还能观察血流动力学变化，各房、室大小及心脏功能，在诊断心瓣膜病，先天性心脏病，心肌病，心包积液及缩窄性改变，心腔内良、恶性肿瘤以及进行心室壁厚度的测量等方面，超声检查可作首选或筛选的影像学检查方法。但超声检查也存在着空间分辨力低的不足，不能有效地显示冠脉分支和肺的循环状态，在一定程度上受患者体型影响的缺点。

造影检查是心脏、大血管疾病影像诊断中最精确的方法。随着技术的进步、设备性能的提高，心腔造影、大血管造影、冠状动脉造影等，显影越来越清晰，诊断快捷而明确。因而到目前为止，造影检查仍是观察心脏、大血管形态改变的“金标准”。凡拟行心脏手术者，几乎在手术前都要作这类检查。但是，心脏的造影检查对技术、设备的要求很高，也存在着比较大的风险。金标准不一定是值得首选的方法，寻找有效的替代方法始终是需要研究的课题。

螺旋CT的问世，为心脏、大血管疾病的CT检查提供了有利条件。现代最新的多层螺旋CT机扫描速度非常快，显示能力越来越强，配合心电门控触发、容积重建、冠状动脉测量、心肌功能分析等先进的软件和后处理技术，对心脏疾病的诊断价值已达到很高的水准，也对造影检查金标准提出了挑战。

MRI对心脏、大血管的解剖及功能状态检查的研究也在逐渐增多。特别是配有心电门控成像功能的MRI，在心脏、大血管疾病的诊断中，已显示出不少的优势。随着软、硬件的不断升级，MRI在心脏病的诊断中可能将扮演更为重要的角色。

介入放射学的重要分支之一——介入心脏病学的迅速崛起，成为心脏病影像诊断方法中的一支生力军。诊断与治疗一体化是介入放射学有别于任何其他检查方法的重要优势，因此，在选择检查方法时，您还得考虑这个因素。

5 头部外伤，快作CT

随着交通事业的迅猛发展，汽车越来越多，缺乏经验的驾驶员越来越多，交通事故的发生率也越来越高。

在交通意外中，发生头部外伤的比例不少。当然，其他的意外情况如工地塌方、打架斗殴等也常引起头部的外伤。

那么，一旦出现头部外伤，我们应该首先进行哪一项影像学检查来判断头部的受伤情况呢？

要回答这个问题，先得知道头部外伤后，最容易出现什么病理情况。

头部受到暴力的重创，除了很容易发生颅骨的骨折之外，更让人担心的是有无引起脑的损伤。X线平片对头颅骨折的观察有较大的意义，但它却无法判断脑的损伤。此外，由于颅骨结构复杂，生理性的颅缝、血管压迹、自然孔道等对骨折的观察也带来不利的影响，因此，头部X线平片检查对骨折的漏诊也时有发生。

而CT则不同，CT具有良好的密度分辨力，不但能非常敏感地判断头颅骨折，而且对脑内的结构显示也非常清晰，颅内因外伤而出血或出现血肿，CT检查能在包括MRI检查在内的所有其他影像学检查尚不能观察到的最短的时间内得到发现。

所以，CT成为头部外伤时进行影像学检查的首选。

但是，CT也有其固有的缺陷。那就是空间分辨力较低。它是一层一层地切开看，有时难以形成完整的整体观。这时，我们可以加作头颅平片检查，必要时可加照颅底位片或用MR检查进一步判断。

MR检查虽然比CT更能显示脑组织，但对于超早期的脑出血不如CT敏感，对骨折的判断就更不如CT了。此外，MRI检查的费用也比CT更加昂贵。

超声检查对于头颅外伤的应用价值非常有限，一般不宜应用。而透视由于影像粗略，对骨折的显示很差，对脑内结构的显示更不起作用，徒增放射危害而已，应避免应用。

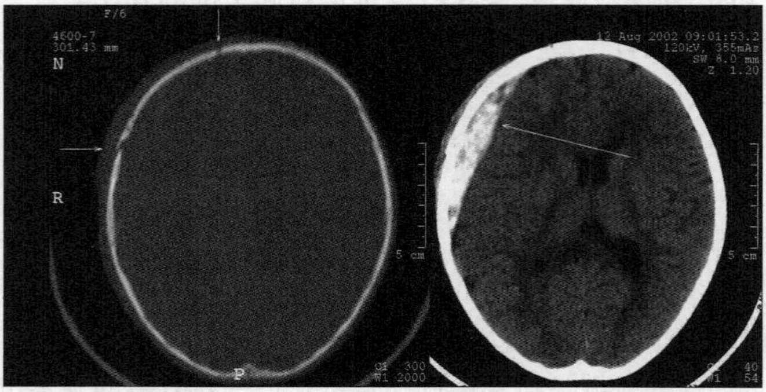

图 1　头颅 CT：左为骨窗，显示骨折；右为脑实质窗，显示血肿

6　肢体外伤，首选摄片

与头部受伤相比，当发生交通意外等外力作用时，四肢损伤的机会更多。

在这种情况下，我们是不是也要将 CT 作为诊断手段的首选呢？

让我们也来分析一下。

头部外伤时可出现颅骨的骨折，可出现脑组织的损伤，当然也可同时都有损伤。在这些损伤之中，以判断脑组织是否存在损伤最为重要。当外伤发生在四肢时，也是既可伤及骨和关节，也可伤及肢体的软组织。但这时，我们关心的内容却发生了本质性的变化。我们最关心的是有没有骨折或关节脱位，而肢体的软组织出现损伤，有一些淤血和血肿就显得不那么重要了。因为这些软组织与包容于头颅内的脑组织根本没有可比性，因而没有明显的临床意义。

另外，头颅的结构复杂，骨与骨之间的重叠交错很多，其内的脑组织更无法在 X 线平片中得到显示。而四肢就不同了，肢体的骨骼、关节以及周围的软组织分界清晰、对比鲜明，在普通的平片检查中完全能够得到充分的显示。

正如在“传统X线篇”中所阐述的那样，平片是诊断骨折脱位的“金标准”。既然四肢的外伤最主要的就是要看骨折和脱位，那么，要是患者仅仅伤及四肢，我们当然就应该首先毫不犹豫地去照片。

在给肢体照片时，还要有一定的规则要遵循。例如，常规应该照正、侧位片；应该包括邻近的软组织和关节；必要时要加照斜位、轴位、切线位以及对侧对比片等。

除了照片之外，其他的影像学检查在肢体外伤中有没有用呢？答案是肯定的。

首先，透视就很有用。要是照片发现骨折要予以复位，可以在透视观察下整复，可方便直观地迅速判断复位是否妥当。此外，如果是火器伤，有一些弹片、铁砂等异物进入肢体的软组织内，在透视的直观导引下，也能够非常方便地将异物完全地取除。

在个别情况下，如果要确定所谓的“隐匿性骨折”，可以照CT，有可能发现部分骨皮质甚至于骨小梁的骨折。如果您一定要清清楚楚地判断外伤对人体的影响，想更进一步看看有无骨髓内水肿这种轻微的损伤时，也可以用到MRI。

不过，实际上，用CT或MRI来检查这些轻微的损伤，用途并不太大，其正当化原则受到质疑。而选用超声检查去观察肢体外伤，目前还不太实用。

7　肝脾肾胆，超声先行

对于腹部的实质性脏器来说，应用超声波检查可说是用得其所了。

肝、脾、肾是腹部的重要实质性器官，应用B型超声检查，能够清晰地观察到它们的形状、大小、轮廓以及与周围器官的相邻关系。当这些器官出现病变之后，其回声性质将发生变化，在超声影像上也能得到比较清楚的显示。

胆囊是位于腹部与肝相邻的一个囊性器官，通过肝脏这一良好透声窗，可清晰显示胆囊壁结构，其囊壁的回声与囊内的胆汁回声完全不同，囊内如果有结石或息肉等病变又会出现另一种截然不同的回声，因而在超声检查中都能得到清晰的显示。

当然，超声图像显示相对较粗糙，并不能解决肝、胆、脾、肾等腹部脏器所有病变的诊断问题。操作者的技术水平和认真程度对正确诊断的影响很大，难以避免漏诊、误诊的发生。但超声检查仍不失为肝、肾、脾、胆等腹部脏器的首选影像学检查项目。

既然超声检查有缺陷，那么，假如经过超声检查发现了病变但又不能确诊，或者是临床上高度怀疑有病变而超声检查又未能发现病灶时，我们又该怎么办呢？

一般来说，接下来应该选择CT检查，其他的影像学检查方法如MRI、核医学检查、X线平片及造影检查等可作为补充。对于具体的脏器或某一种病变来说，其选择也有所不同。

例如，CT对脂肪密度的检出很敏感，是显示脂肪肝的敏感检查方法，在脂肪肝的诊断、治疗后随访和鉴别诊断中发挥着重要作用。MRI一般不作为脂肪肝的主要诊断手段，但它对肝血色素沉着症有特异性诊断价值，明显优于CT和B超，并容易与酒精中毒性肝硬化区别开来。

对于上述器官内的含液性病变，CT和MRI能比超声检查更清晰地显示病变细节，可作为进一步的印证诊断，但MRI费用较高，应列在CT之后，不作为首选。

MRI对肝血管瘤的检出和定性优于CT和B超，核素扫描也是肝血管瘤同其他肝内占位性病变鉴别的重要方法。

对于肝癌的诊断，CT 优于超声检查，中高场 MRI 对肝癌病灶的检出和定性略优于 CT。近年来快扫 MR 序列的开发和体部表面线圈的应用，使肝脏 MRI 的信噪比明显提高，图像更加清晰，对肝内占位性病变的检出和定性很有帮助。

X 线平片可发现胆囊内的结石，但敏感性不高，B 超对于胆石症、胆囊炎等病变的诊断仍为首选方法，对胰腺以上段的胆总管显示也相当满意，但在胰腺段及壶腹段的胆管显示则不如 CT。因此，在鉴别梗阻性黄疸时，可将 CT 作为首选。

经皮肝穿胆道造影（PTC）以及经内镜逆行胰胆管造影（ERCP）在诊断梗阻性黄疸方面，非常敏感和准确，但由于是损伤性检查，一般只用于 B 超和 CT 检查结果均不满意或者需要施行介入治疗等情况。

MRI 检查胆道系统较 CT 和 B 超无明显优越性，但新近开发的磁共振胰胆管造影（MRCP）由于是无创性检查，已显露出了良好的应用前景。

8　消化管道，钡剂造影

同样处于腹部，消化管道的影像学检查却又不宜采用 B 型超声波了。

那么，消化系统的影像学检查应该如何选择呢？

消化管道是一种空腔脏器，上、下端与外界相通，中间容纳着食物、粪便等不同性质的液体和固体成分，还含有一些气体成分。迄今为止，对于消化管道的检查，首选还是 X 线造影。

据说，在伦琴发现 X 线仅几个月后，就有人用氧化铅和碱式硝酸铋胶囊作对比剂进行食管 X 线检查。到了 1910 年，有人发明了用硫酸钡来作消化道的对比剂，这种高密度、高纯度、性质稳定、不被人体吸收的对比剂至今仍是胃肠道用的几乎唯一的理想对比剂。

通过口服或灌肠，将硫酸钡混悬液充填于消化道内，极大地提高了消化道与周围结构的密度对比，从而清晰地显示出其大小、轮廓和位置，这时可以摄取胃肠道的“充盈相”，充盈相可以比较好地显示出胃肠壁的溃疡所形成的“龛影”、肿瘤等形成的“充盈缺损”等影像。在充盈的状态下，通过检查者用手或压迫器对患者的胃肠道进行压迫，可摄取“充盈加压相”，能反映出胃肠道的移动度和柔软度，还可间接地推断出肝、胆、胰腺等邻近脏器有无占位性病变。部分钡剂排出后，残留的部分钡剂黏附在胃肠道的管壁上，勾画出胃肠道的黏膜皱襞，这就是胃肠道的“黏膜相”，可以显示胃肠的黏膜炎症和糜烂。

上述的检查方法就是传统的胃肠道单对比造影检查技术。

胃肠道气、钡双对比造影技术的问世，使得胃肠道病变特别是早期、表浅病变的检出率有了显著的提高。当然，要真正提高胃肠双对比造影检查的质量，除了设备和对比剂的因素之外，掌握熟练检查技术的影像学医生更是关键。

适宜胃肠道检查的另一种方法是内窥镜，它能够深入胃肠道的某一节段，用肉眼可见的普通光线直接看到胃肠道的内表面，还能在可疑病变的局部取出小块组织进行活检，对于胃肠道的表浅病变诊断可达到确诊。但由于检查过程痛苦较大，患者难以耐受，对胃肠道的整体形态、与周围结构的关系等的观察也不如钡剂造影满意，所以它只能作为钡剂检查的补充。

胃肠道的钡剂造影检查，整个过程都是在透视下进行的，在必要时摄取“点片”。点片是指在透视下，发现最能反映胃肠道状况的适宜时机和适宜位置时，即时曝光摄片，将其形态和功能状态“定格”，以利检查后的诊断分析。

不用对比剂的平片检查，在消化道疾病的诊断中仍有一定的用途，如在疑有胃肠道穿孔、梗阻、小儿坏死性小肠炎等时，平片检查非常有用，而这时，钡剂造影检查应列为禁忌。

CT、MRI 对消化道的检查不常用，但随着新技术的出现，特别是仿真内窥镜技术的应用，其今后的应用前景应该比较乐观。

超声对于胃肠道的检查至今也已有不少的研究，特别是腔内超声探头的应用，对胃肠道壁及周围结构的显示优于钡剂造影，但目前尚无法取代钡剂造影在消化道检查中的首选地位。

9　疑诊脑梗，宜选 MRI

“脑梗”即脑梗死，是指脑细胞因缺血、缺氧而发生变性坏死的一种病理状态。要诊断脑梗死，MRI 检查应作为首选。

脑梗死最常发生于老年人，多数是由于脑动脉硬化合并血栓形成，造成了血管的狭窄和闭塞，也可能是身体其他部分血管内的血栓脱落经血流而到达脑内血管，从而造成了血管的闭塞。

大家知道，脑细胞对缺血、缺氧最为敏感。当血管闭塞之后，脑细胞无法得到氧气、葡萄糖的供应，二氧化碳及代谢产物也不能随血液排出，人的身体自然会发生一系列的变化，最终走向死亡。

研究表明，完全性缺血后 20 分钟，脑细胞就可出现细胞学变化，至 24 小时，脑细胞则发生完全性坏死。在脑细胞尚未发生完全坏死之前，得到明确的诊断并实施有效的治疗，无疑是使脑细胞坏死发生逆转的关键。因此，当机立断地选择一种有效的检查方法就显得特别重要。

在脑梗死发生后的 6 小时之内，梗死区内的含水量就会因为细胞毒性水肿而升高，造成 T_1，T_2的延长，从而在脑梗死的急性期 MRI 影像上就能得到显示。此外，由于多参数成像，同一层面可得到 3 幅以上的 MRI 图像，分别揭示 T_1，T_2和质子密度等的变化；可在不使用对比剂的情况下，令人满意地显示血管及其内部的结构等，这也是我们将 MRI 列为脑梗死首选检查方法的原因。

不过，虽然 MRI 对急性脑梗死的显示比 CT 更早，但一经显示，梗死区的信号在一段时间内却变化不大。

作为补充，CT 虽不如 MRI 检查那样敏感，但一旦脑梗死在 CT 图像中得到显示，便能够反映病变的动态变化过程，即脑梗死发生后的不同时期，在 CT 片上会有不同的表现，这无疑为病变进程的判断提供了另一方面的信息。

另一个可作为早期诊断的影像学检查方法是核医学显像，核医学 SPECT 和 PET 脑血流灌注显像诊断阳性率接近 100%，特别是急性期和超急性期，SPECT 能发现在 CT 或 MRI 图像上不能发现的病变区或发现更大的异常区域。

脑部的数字减影血管造影，是一种有创伤的检查，而且也不能反映脑细胞的活力和功能状态，因此，一般不能作为首选的影像学检查方法。但它能够清晰而准确地显示引起脑梗死的血管影像，如血管是否存在狭窄或闭塞、狭窄或闭塞的程度和范围，有无侧支代偿，有无动静脉畸形等。更为重要的是，经过插管实施的血管造影，可在诊断明确之后，即刻转入溶栓等治疗过程，迅速解除血管的狭窄和闭塞，从而快速地逆转病程。

如果根据临床表现和病程，能够作出比较确切的脑梗死诊断，能够明确脑梗死处于早期的阶段，实施紧急的介入插管，进行诊断和治疗，无疑是一种明智的选择。

10 动脉堵塞，介入诊疗

动脉是人体内的给养通路，是器官组织的生命线。因此，当动脉血管发生堵塞时，受该动脉供养的区域势必发生严重的缺血、缺氧，造成组织细胞死亡、器官功能丧失。

如果脑动脉或者心脏的冠状动脉被堵塞住了，其后果无疑是严重的。在前面的章节中，我已作了一些介绍。您知道吗？除了脑和心的动脉血管之外，身体的其他动脉血管也照样可以发生堵塞。

由于动脉堵塞发生比较急，临床症状明显，对组织器官的影响大，因此需要紧急处理，以尽早恢复血管的通畅。而能达到这个目的的措施，首选介入治疗。介入治疗可通过插管局部溶栓、机械再通、球囊扩张成形、内支架置入等手段迅速解除动脉血管堵塞，重开血液的通路。

我们知道，介入放射学的优越性之一就是可以做到诊断和治疗的一体化，因而在实施介入治疗之际，通过动脉插管，就可以进行实时的血管造影，这属于介入诊断学的范畴。血管造影能够清晰明了地显示病变血管的整体影像，其堵塞的部位、程度、范围以及侧支循环形成情况等一般都能一目了然。因此，通过介入插管进行的动脉造影被称为动脉血管性病变诊断的“金标准”。

既然介入插管造影能明确诊断，是金标准，随即进行的介入治疗又能争分夺秒地达到最大的治疗效果，那么，介入诊疗自然应该是动脉堵塞时首先考虑的影像学检查方法。

经我这么一说，您会不会认为其他的影像学检查手段，对于动脉血管病变的诊断就没有用武之地了呢？

事实上没有这么绝对。

在动脉发生急性堵塞，肢体严重缺血，需要实施紧急处理的情况下，介入诊疗无疑是第一选择。但动脉血管病变并非这么单纯，它也存在一些慢性进行性的发展过程，存在一些可以择期处理的情况，例如，动脉硬化所造成的血管狭窄、慢性进行性发展的血栓闭塞性脉管炎、大血管的动脉瘤及夹层动脉瘤等。在这些时候，选择其他无创性的检查自然比介入插管更合适。

超声检查价格便宜，易于重复，对孕妇和幼儿都无明显的危害，这是其比较突出的优点；而且，超声特别是彩色多普勒超声对动脉血管的显示也不错，还可显示血流，对大血管狭窄和动脉瘤破口能很好发现。因此，在某些动脉病变的诊断中，超声检查可作为首先选用的影像学方法。不过超声检查对血管病变的解剖细节显示仍较差，图像也很不直观，对血管病变的诊断一般只用作筛选的手段。

近年来 CT 血管造影的研究进展迅速，在动脉血管病变的诊断中发挥着越来越重要的作用。如果不是特别紧急，在介入诊疗前进行 CT 血管造影，以充分评估病变血管的全貌，已经成为广泛接受的方案。

MRI 对人体无辐射损害，且能直接获取矢状面、冠状面、横断面和各种斜面图像，无须对比剂即可显示血管，因而，在动脉血管病变的检查中前景广阔。有人甚至认为，MRI 诊断大血管疾病，可与 X 线血管造影相媲美。

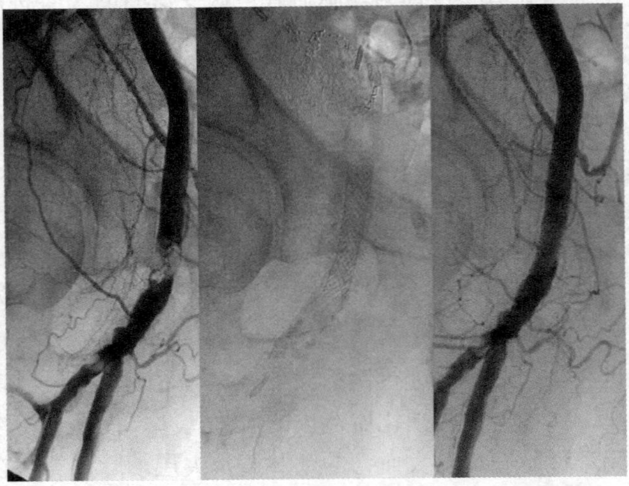

图 2　动脉造影示血管节段闭塞，经支架植入后，复查示恢复通畅

总的说来，介入插管造影对动脉血管病变特别是需要手术或介入治疗的病例，目前仍是最后的确诊手段和“金标准”，但对于暂时无法确定治疗方案或者仅仅只是疑诊为血管病变的病例，我们应该尽量选用超声、CT 或 MRI 这些非创伤性的检查方法，以更好地保护患者。

11　静脉阻塞，要看情况

静脉是循环系统的另一个重要部分，它是收集全身血液回流到心脏的通路。与动脉相比，它的管壁比较薄弱，没有搏动，容易塌陷，因而更加容易出现阻塞。

静脉阻塞的后果，首先就是组织器官内的血液无法回流，造成血液淤积、组织器官淤血水肿。如果这种阻塞发生得很快，侧支循环不能建立，肢体将在短时间内迅速肿胀，出现张力性水泡。同时，由于组织器官内的血液回不去，也阻碍了新鲜的血液流进来，肢体的肿胀对动脉也构成了压迫，组织器官缺乏新鲜血液供应，将导致肢体缺血坏死。

如果出现上述情况，必须紧急处理，否则后果严重。但在这种情况下，由于症状、体征典型，即便未作系统的影像学检查，一般也能够比较容易地作出临床诊断，从而做到早期妥善治疗。

然而，在更多的情况下，静脉阻塞是逐渐发生，并缓慢进展的。由于侧支循环的代偿，肢体的肿胀和其他症状往往比较轻，常常被患者所忽视；直到出现比较大范围的静脉主干完全阻塞时，原有的症状明显加重，才促使患者就诊。

在这些情况下，患者的症状、体征与静脉本身病变的关系就缺乏特异性，难以根据临床表现作出准确的诊断。如果要得到准确的诊断，在很大的程度上就要依赖影像学检查了。

对于静脉阻塞性病变，在选择影像学检查方法时，是不是应该采取与动脉相同的策略呢？

一般来说，通过肢端如足背静脉注入对比剂，进行顺行性的静脉造影能够较好地显示肢体静脉的影像，既简便又安全，这也被称为静脉阻塞性病变的诊断“金标准”。但与动脉造影比较，这个金标准要打点折扣。因为静脉的血流方向与动脉刚好相反（动脉血流是从大动脉到小动脉、静脉则是从小静脉逐步汇合到大静脉），静脉造影常常难以显示血管的全貌，对侧支循环的判断也容易出现误差。

还有一些情况，如肢端肿胀明显、伴有色素沉着或皮肤溃疡，要进行顺行性的静脉造影将非常困难；此外，在有较长段血管病变的情况下，通过顺行性的静脉造影显示股静脉和髂静脉也很不容易。

怎么办呢？

通过介入放射学的手段，将造影导管插入髂、股静脉内进行逆行性的静脉造影，可达到清晰显示髂、股静脉的目的，同时，通过这条造影通路，还可进行相应的溶栓、取栓、血管成形等治疗操作。这无疑是一种可供选择的影像学检查方法。

不过，逆行性的静脉造影检查费用较高、有一定的损伤和风险，而且由于与血流方向逆行，对血管的显示存在一定的盲区，因而不宜作为疑诊静脉阻塞的首选方法。

值得推荐、可作为首选的影像学检查方法是多普勒超声检查。这是一种无创、简便、经济而又安全的影像学检查方法，能比较敏感地显示血流，还能通过加压形变等信息判断管壁状况以及管内的血栓性质，因而可以比较好地诊断静脉血管的阻塞以及侧支循环的建立情况，为下一步的治疗方案选择提供比较准确的参考信息。

然而，多普勒超声对于静脉血管的检查也有缺陷，例如，它在多数情况下仅能显示局部的片断性影像，难以在一幅图像上显示血管的整体影像，因而很不直观。此外，其检查结果的准确性与检查者的技术水平和责任心关系较大，难以避免误诊和漏诊的发生。

在难以确定诊断而又有条件的情况下，结合 CTA 和 MRA 检查有时也是必要的。

12　尿路病变，先照平片

所谓尿路，是指尿液在体内的排泄通路，实质上包括了肾脏、输尿管、膀胱和尿道等泌尿系统的全部器官。那么，对于泌尿系统的病变来说，应该选用什么影像学检查方法为好呢？

说起泌尿系统病变，最常见的当数结石。结石可发生在尿路的各个不同位置，常常引起腰痛和尿血，典型的疼痛是所谓的痉挛性“绞痛”，并向会阴部及大腿内侧放射。疼痛发作时，患者往往辗转反侧、脸色发青、大汗淋漓。

由于绝大多数尿路结石一般含钙较多，密度较高，是所谓的“阳性结石”，在普通的 X 线平片上就能得到比较清晰的显示，结合其形态和部位，诊断一般即能得到确立。因此，疑诊为尿路结石，先照一张平片，是值得推荐的选择次序。

透视由于分辨力较低，不宜单独作为尿路病变的诊断手段。但随着电视透视的普及，在电透监视下摄取感兴趣区域的“点片”，却有助于提高照片的显示质量，受人欢迎。

对于有些含钙量较低的结石，即所谓的“阴性结石”，X 线平片检查可能会出现漏诊。在这种情况下，可以选择静脉肾盂造影（简称 IVP）作进一步的检查。在浓密的对比剂衬托下，阴性结石即能得到显示。除此之外，IVP 检查还能显示尿路肿瘤等造成的充盈缺损影像，能够清晰而明确地显示尿路梗阻所致的尿路积水，能够显示尿路的先天性发育异常如肾输尿管重复畸形等，而能够根据显影的情况判断肾脏的功能，以利于制订治疗方案，更是IVP的一大好处。

如果单就肾脏来说，超声检查可作为首选检查方法。B型超声检查对显示肾结石相当敏感，对肾积水的方法、肾囊肿以及肾肿瘤等病变的显示更是X线平片检查所不能比拟的。但超声检查对输尿管病变的显示则相对较差，对膀胱的检查则要求有适度的充盈作为检查的前提，否则不利于病变的显示。

CT和MRI检查费用较高，不宜作为常规的或首选的检查方法。如果仅仅把它们用来作为排除结石或肾盂积水，肯定有滥用之嫌。但是，假如我们怀疑患者的泌尿系统疾病是肿瘤，选择CT或MRI检查就是理所当然的了。

CT具有很高的密度分辨力，能提供连续的横断面扫描图像，在显示肿瘤的浸润深度、与周围结构的关系、有无向周围侵犯、有无淋巴结转移以及静脉癌栓等方面十分有效。而MRI更能进行多方位的扫描，有利于三维结构的显示，其软组织分辨力强于CT，因而在显示泌尿系统肿瘤方面较CT稍优。

总的说来，对于泌尿系统疾病的影像诊断，可以根据不同的情况首选X线平片或B型超声检查，大都能得到比较满意的答案。对于判断肾脏的分泌功能、有无肾输尿管发育畸形以及有无尿路梗阻，IVP检查即可确诊。CT和MRI检查一般只在以上方法难以确诊的情况下，或在需要进一步判明病变状况时选择应用。

13 肿瘤转移，核素敏感

大家知道，恶性肿瘤对人的生命和健康构成很大的威胁，其危害之一就是容易发生转移，形成广泛的扩散。恶性肿瘤是否存在转移直接关系到治疗方案的制订，对疗效和预后的影响也很大。

那么，如何更早地发现恶性肿瘤的转移病灶呢？

看过前面章节的介绍，您已经知道：影像学检查既有形态学方法，如 X 线平片、CT、MRI 和 B 超等，也有功能性方法如核素扫描、SPECT、PET 等核素显像方法。

核素显像由于是功能性影像，它能够将尚处于形态学方法尚无法显示的早期病变得到显现，从而具有极其敏感的早期诊断价值。因此，要发现早期的恶性肿瘤转移病灶，核素显像检查应该作为首选。

研究表明，使用亲骨性的显像剂如^{99m}Tc标记的双膦酸盐，应用于恶性肿瘤骨转移的诊断，与 X 线平片相比，能提前 3 ~6 个月发现病变。到了其他形态学检查方法也能发现转移灶的阶段，应用核素显像检查能够发现更多的新病灶，从而能更好地指导治疗。

其实，核素显像检查可作为首选的情况，还远不止发现早期的恶性肿瘤转移病灶这一种。

例如，当我们怀疑患者可能存在早期的股骨头缺血性坏死时，选用 ECT 检查，能够在尚未出现形态学改变的超早期确立诊断，使患者得到及时的治疗，从而避免出现关节功能的丧失。

又如，面对癫痫这一棘手的疾病，光靠药物的治疗效果难以令人满意；而癫痫的手术治疗技术虽然已经成熟，但如果定位不准确，势必造成手术的失败，只有手术中定位明确的患者才有可能取得好的疗效。在癫痫病灶的检出方面，核素显像也有优势，对于癫痫病灶的定位诊断，SPECT 在发作期的诊断正确率超过 80%，在发作间期也能达到 60%；有的报道认为，发作间歇期行 PET 检查，定位阳性率和准确性可超过 90%。这是 CT、MRI 等形态学检查所不能比拟的。

14 孕妇幼儿，远离射线

科学实验已经证明：X 射线、γ 射线等电离辐射对人体会造成一定的损伤。因此，除了资源浪费和经济损失等因素之外，单就辐射危害这一点来说，任何不必要的 X 线检查、CT 检查和核素检查都是应该杜绝的。

看过“多少细胞遭了殃”一节的读者，一定会有印象：婴幼儿比成人更易遭受射线的危害，性腺组织、淋巴组织等敏感组织比一般的组织器官易受电离辐射的损伤。正在母体中孕育着的胎儿，无疑比婴幼儿更易受到射线的影响。有研究资料表明，孕妇（特别是在孕期的前三个月）接受射线照射，有可能导致胎儿发育畸形。

从这个角度出发，我们在为婴幼儿选用影像学检查之前，应该更严格地检讨检查的必要性，尽量避免使用具有电离辐射的检查方法。对于孕妇来说，尤其应该遵循这样的原则。

当然，婴幼儿或孕妇也会生病，也可能面临需要判断身体健康状况等情况，因而也就不可避免地要接受影像学检查。那么，我们应该怎样选择呢？

我们知道，超声检查和 MRI 检查都是属于没有电离辐射危害的无创性检查，而超声检查由于简便价廉，更受到广泛的欢迎。因此，一般来说，孕妇和幼儿的影像学检查应首选超声特别是 B 型超声检查为好。在超声检查无法诊断的情况下，也应优先选用 MRI 检查。虽然随着设备的更新和防护措施的完善，X 线检查、CT 检查和核素检查并未被列为孕妇及婴幼儿检查的绝对禁忌，但我们仍应谨慎，如无特殊的必要，坚决不用为好。

15 联合应用，取长补短

从以上的介绍中可以看出，任何一种影像学检查方法都有自己固有的优点和缺点，在不同的场合下，它们的作用和地位也是各不相同的。

正是因为各种不同的检查手段都有一定的缺点，现实中也就没有任何一种检查手段可以完全替代其他检查，从而取得独一无二的霸主地位。

在这里，我们不妨举一个例子来予以说明。

肝癌发病率高、恶性程度大，患者生存期短，有“癌王”之称。到了肝癌患者具有典型的症状、体征的阶段，基本上任何一种影像学检查方法都能发现肝脏的病变，甚至仅靠临床表现就能确诊无疑了。可以说，在这个时候，影像学检查的诊断意义已经大大地贬值了。

然而，在肝癌发病的早期，患者往往没有症状，也缺乏典型的体征。那么，能否利用影像学手段，早期检出缺乏临床表现的肝癌病灶呢？

这个问题，实际上是对影像学提出的挑战，也是能否早期实施有效的治疗、从而提高肝癌患者生存率的关键所在。可以说，这同时也是我们应用影像学检查的目的所在。

对于这一目的，我们所知的哪一项影像学检查方法能够实现呢？

首先，我们自然应该采用简便价廉的 B 型超声检查，对肝癌发病的高危人群（如有肝炎病史者）进行定期的体检，这无疑是早期发现缺乏临床表现的肝癌病灶的有效手段。但如果我们仅仅以 B 超检查没有发现肝癌病灶，就否认肝癌病灶存在的可能性，那恐怕会铸成大错。

研究表明，对于肝癌的诊断，超声检查存在着漏诊和误诊的可能性。对于高危人群，特别是在血液化验提示有异常的情况下，我们绝不能单以超声检查未发现病灶为由而中止诊断过程，而应该结合其他的影像学检查手段如 CT、MRI 来进一步检查，在必要的时候，联合应用血管造影，有可能发现微小的病灶。

也许有人会问，如果我们一早就选用 CT、MRI 或血管造影，会不会比 B 超检查能更早地发现病灶，使工作更有效率呢？

事实上，采用任何一种影像学检查来探查肝癌病灶，都存在漏诊和误诊的可能性，首选 CT、MRI 或血管造影，还存在费用不经济或有一定损伤的顾虑。

已有不少的研究报告表明，联合应用两种或两种以上的检查方法，诊断的错漏率将明显降低。因此，无论您首先采用了哪一种检查手段，在检查结果不能解释您的疑虑的时候，不妨采用另一种方法作进一步的检查，也许就会有新的重要发现。

联合应用不同的检查项目，取长补短，这不但是早期发现肝癌病灶所适用的原则，而且也同样适用于许多其他的情况。例如，在通过食道吞钡检查明确了食道癌的诊断之后，为了了解病灶有无向周围器官浸润扩散，应该采用 MRI 或 CT 作进一步的检查；在 B 超检查发现了肝内典型的肝癌声像图后，为了了解有无肺部转移时，应该采用胸部 X 线平片检查；对于已经 X 线平片或 CT 检查确诊为肺部恶性肿瘤的患者，为了判明患者是否存在骨骼转移，应用 ECT 检查能得到较好的答案；在彩色多普勒超声检查发现了血管阻塞性病变之后，采用介入插管造影，能够进一步明确诊断并即时实施有效的治疗……

如何合理地选择影像学检查，是一门学问。这门学问，好比插花艺术。为了表达您的主题、您的思想，您正在花园中搜寻，当然，最鲜、最艳、最有代表性的花朵会是您的首选。如果您不懂鲜花所代表的含义，您的思想则无人能够理解；如果您不会选择其他的花朵进行合理搭配，您的插花艺术也肯定不会有人欣赏。

中医影像篇

望闻问切有新意，中医影像也相宜

1　中医药学是开放的体系

当今世界正处于发展迅猛的电子、信息时代，科学技术革命的浪潮正席卷着各个不同的领域，中医药学也不例外。是被浪潮淹没，还是永立于潮头？您不得不面临选择。

什么是中医？中医应该怎样治病？中医与影像到底有没有关系？

有人说，中医药学是一个僵化、封闭的医学体系，几千年一贯制。影像学是西医的东西，中医与影像完全不搭界，您为什么要硬把它们扯在一起？

殊不知，他们完全错了！

应该说，中医药学是一个伟大的宝库，也是一个开放的、不断发展的科学体系。中医药学术的发展源远流长。

远古的人们从实践中形成了朴素的经验，逐渐积累、不断丰富。经过系统的总结，逐渐出现了《黄帝针灸》、《素女脉诀》和《神农本草经》等中医药学术著作，奠定了中医药学术体系的基础。

战国时期编著的《黄帝内经》，广泛吸取了当时人们在天文、地理、气象、历法、物候、心理、社会、哲学等多方面的学术成就，移植了阴阳、五行、精气神等概念和理论，从而形成了关于生命现象、疾病防治、脏腑经络等一整套的理论体系，体现了充分开放、多学科渗透、知识密集的特点，成为当时自然科学统一理论体系的重要组成部分之一。

东汉的张仲景总结了汉代以前的医学思想、学术成就和临床经验，写就了《伤寒杂病论》这部医学巨著，形成了辨证论治理论，首创了辨证论治与病证结合的原则，使中医学术体系趋于完善。杰出的医学家华佗在世界上首创麻醉法并提出体育疗法，对中医药学术的丰富和发展也作出了巨大的贡献。

隋唐时代，特别是巢元方著的《诸病源候论》，对病因和证候学进行了广泛的研究，并形成了内、外、妇、儿、五官等专业体系。

金元四大家以及明清的温病诸家，从不同的角度，总结了他们所处时代的医学经验和认识，提出了各种新的学说。著名的医药学家李时珍编写了闻名于世的《本草纲目》。他们的卓越成就，发展了他们所代表的时代的中医药学，做到与当时的科学技术发展同步。

近年来，包括医学影像学在内的多学科，向中医药学不断渗透，对中医药学从各个不同的层面进行了研究和探索。在诊察疾病的过程中，做到了将宏观辨证与微观辨证相结合，提高了对疾病本质的认识，使中医病因、病机逐步具体化，使中医辨证、诊断、疗效判定走向客观化和规范化，提高了治疗的针对性和有效性。

影像学是一门充满活力的医学新门类，新方法、新技术不断涌现。有眼光的中医药学家认识到，影像学对中医药学发展将发挥巨大的作用，已经将它“兼收并蓄，为我所用”了。有的还提出了“中医影像学”的口号，更多的是提出了“中西医结合影像学”的概念。

接纳与包容，交叉与融合是学科发展的共同趋势。可以预期，影像学与中医药学的关系，今后将更为密切。

2 中医药学需要与时俱进

从中医药学发展的历程来看，正是卓有成效的中医药学家们，在继承前人成果和经验的基础上，结合当时各学科发展的最新动态，将先进的研究成果渗透融合进本学科，进行系统的总结，形成理论，从而推动了中医药学的进步和发展。

中医药学发展至今，出现了新的机遇和挑战。

机遇在于现代科学技术突飞猛进，为中医药学的发展提供了大量可供利用的成果和素材，为中医药学理论体系酝酿新的突破提供了丰富的契机和动力。

挑战在于西医学全盘进入国内医学舞台，在治病救人的领域中担当主角而不是配角。关于中医药学能否守住阵地、不被淘汰的担忧并不是“杞人忧天”的梦呓。

那么，如何抓住机遇、迎接挑战，就成为中医药学界应该思考的问题。

我认为，首先要考虑的问题就是，中医药学的优势和劣势在哪里？只有认识了这个问题，我们才能正确地调整努力的方向，做到发挥优势，弥补劣势，化劣势为优势，永远立于不败之地。

那么，中医药学的优势和劣势到底在哪里呢？

我个人认为：中医药学的优势在于天人合一的整体观念和辨证论治的积极思维。而劣势则在于微观的研究不足，而且，对现代新技术的接纳速度，比西医要慢一拍。

有一种狭隘的门户之见和妄自尊大的落后观念，阻碍了中医药学的发展，这也值得我们深切关注和不断反思。他们认为，对于中医药学的研究，只能从文献古籍中去搜寻；老祖宗博大精深的理论宝库，已足够他们受用无穷的了；影像学技术纯粹是西医的东西，中医没有必要学习和借鉴。更为极端的人，则可能将任何一点理论上的创新和讨论，当作“离经叛道”之举。

事实上，科学技术上的任何一点突破，都是人类共同的财富。人类自然科学和社会科学的所有成果都能为我所用。影像学的所有进展，怎能让西医专美？

传统中医药学的宝库再丰富，也得一代代地去充实，而不是一味地简单挖掘。因为时代在进步，疾病谱也在不断地变化。不与时代同进步，只能走向没落。

值得欣慰的是，许多中医药学家早已行动起来，他们深切地感受到与时俱进的重要性，因此接纳了包括影像学在内的现代科学技术，对中医药学的现代化从多方面进行了探索和研究。

在基础研究方面，科学家们广泛开展的证本质、经穴感传本质等的研究，已经取得了部分成果，更重要的是丰富了研究手段。

在临床治疗方面，研究更加深入，成果更为丰富。大量新的治疗方法得到推广，不断有新型的中药应用于临床。

中医药学理论体系的未来走向如何？其命运掌握在人民手中，因为人民掌握了评判权和选择权；同时其命运也掌握在全体中医药工作者手中，因为我们负有将其发扬光大的责任。

为了中医药学的未来，我们应该发扬祖先兼收并蓄的优良传统，积极接纳和运用包括影像学在内的最新科技成果，做到与时俱进。

3　影像延伸了望诊

望诊是中医“四诊”之首，是医生运用视觉，观察患者全身和局部的病理反应的诊断方法，在西医中相当于“视诊”。

望诊的内容非常丰富，包括了对全身的神、色、形、态以及五官、舌象、皮毛、指甲、分泌物、排泄物等有目的的观察。通过这些观察，可以测知内脏器官的功能状态、有无病理变化，从而对疾病作出诊断。总之，它能对我们目力可及的人体表面进行全面的观察，却始终无法直接观察到人体的内部结构。

中医学认为，人体是一个有机的整体，人体的各个部分都会相互影响，互有反映。虽然不能看到内部，但“表”、“里”却有着相应的确定联系，“有诸内者，必形诸外”。于是，可以

“视其外应，以知其内藏，则知所病矣”。

事实上，不管您是不是医生，您都会“由表及里”，从您所见到的外在表现，推测您所见到的每一个人、每一件物品的内在品质。这种推测是否符合事实，与您的经验有关。如果您经验足够丰富，判断准确率还真的会很高。

然而，望诊也有它的局限性。因为，表里、内外毕竟不是一回事，您的眼睛也会受到欺骗。

您有没有见过“慈祥”的骗子和“丑陋”的好心人？有没有见过高大的“胆小鬼”和矮小的“好汉”？有没有见过优秀的运动员突然倒地不起，几十年的“病秧子”却还在正常地呼吸？

仁慈宽厚的唐三藏，在屡次遭遇妖怪之后，最终相信了孙悟空的“火眼金睛”比他的肉眼管用。您已多次“受骗”，就不想看得更深入一些？

影像学能够以二维的平面图像或者三维的立体图像方式，形象客观地反映人体的内部解剖结构，甚至是生理功能，这是传统的望诊所望尘莫及的。

在影像学图像上，您看到了心、肝、脾、肺、肾，看到了胃、肠、膀胱、胆，看到了骨骼、关节、肌肉；您看到了血管分布，看到了神经支配，看到了淋巴走行；您看到了肝内的肿瘤、肾内的结石、肺内的脓腔，看到了胃的溃疡、肠的息肉、胆的炎症；您看到了子宫的肌瘤、卵巢的囊肿、乳腺的增生；您看到了脑动脉闭塞，看到了颈动脉狭窄，看到了主动脉壁上的硬化斑块，也看到了心脏冠状动脉管腔内的钙化……

随着影像学的发展，更深层、更细小、更早期的病变都能得以显示，甚至深入到分子水平。它极大地延伸了我们的视觉，彻底地撕开了病魔美丽的外衣和画皮，真正做到了“透过现象看本质”。

不管怎么说，您的一双“慧眼”并不一定胜过影像学的

“法眼”。当您对某种疾病“看不透”时，千万别忘记了让影像学帮您一点忙！

当然了，您也别一味地只依赖影像学，却把自己的一双慧眼抛在一边。毕竟，影像学只是我们望诊的延伸，而并不是彻底的“换代产品”。

4 影像证实了闻诊

中医上的闻诊包括了现代医学的嗅诊和听诊两部分内容，而且，范围可能还要更广泛一些。

假如您问我：影像也能闻诊吗？我该怎么回答呢？

当然，尽管现在已制成多普勒超声听诊器，可以早期听取胎心和胎动以及周围血管的血流等，但影像学还不能做到真正意义上的闻诊。不过，望闻问切的目的就是要找出病变的实质，当影像能够反映病变的实质时，岂不就已经发挥出同样的作用了吗？影像不以取代闻诊为目的，但当您根据闻诊的信息推测内在疾病时，影像学却可以帮助您确立诊断。

例如，您听到了患者咳嗽，您就推测他患有肺病；您又闻到他咳出来的大量痰液有腥臭味，您判断他患有肺痈。于是，您让他去照一张片，的确发现了肺部脓疡的存在。

您闻到患者咳出来的痰液有较明显的血腥味，您推测患者可能有肺痨。照片一看，的确有空洞性肺结核。也许，有时发现的是支气管扩张。

您听到患者的声音虚弱，影像学帮您证实了患者有大量的胸腔积液或者大片的肺硬变。

您听到患者的声音嘶哑，影像学检查发现了他的声带肿物。

您听到患者肺部有啰音，影像学帮您证实了他的确患有支气管肺炎。

您听到患者有明显的心脏杂音，影像学帮您证实了他患有二尖瓣狭窄型的风心病。

您听到了心包摩擦音，影像学帮您证实了患者的确有心包炎这种病。

您听到患者的肠鸣音亢进，并有气过水音，影像学检查发现了患者存在肠梗阻。

如此等等，不必再一一列举。

闻诊特别是其中嗅气味的诊察方法，往往是人们比较轻视的，或者是比较不愿意采用的方法。因为谁也不会非常乐意地去闻人家的口臭、汗臭、便臭和痰臭。所以，影像学在这方面也算是有所帮助。

应该注意，望闻问切，四诊合参是中医诊察疾病的精髓。同样，问病史和视、触、叩、听、嗅是现代医学诊断疾病的必要手段。掌握并运用好这些基本功，是我们作为一个医生必备的素质。不论现代医学如何发展，影像学的检查项目如何繁多，尽管您在形态上能看到超微结构，功能上能检测到超微量的代谢产物，这些基本功是永远都不能丢弃的。

为什么呢？

因为，掌握了这些基本功，一方面可以为我们提供进一步检查的线索，有利于我们在众多的检查项目中，做出合理、正确的选择。另一方面，可以直接得到全面的诊断依据，将诊断引向正确的方向。

5　影像互补于问诊

问诊是“医家第一要事”，是“诊病之要领，临证之首务”，在中医的“四诊”中占有重要的地位，在西医的诊断中也是一项不可或缺的内容。问诊的内容很多，有一首“十问歌”对此作了简要的概述：

一问寒热二问汗，三问头身四问便，
五问饮食六问胸，七聋八渴俱当辨，
九问旧病十问因，再兼服药参机变，
妇女尤必问经期，迟速闭崩皆可见。
再添片语告儿科，天花麻疹全占验。

然而，问诊始终是主观的东西。从患者及其家属的角度来看，他们因为记忆力、理解力、隐私等问题，可能会有意、无意地隐瞒或者歪曲事实的真相。从医生的角度出发，他们因为缺乏相应的知识，因为没有掌握好问诊的技巧，因为“先入为主”，亦有可能有意、无意地遗漏或忽视某些事实的存在。

我举两个小例子：

第一个例子：甲乙两人斗殴后，去找法医验伤。法医反复询问了事件的经过。

甲说：他真狠，把我的腿都打折了。乙却说：我只不过是轻轻地推了他一下，他的腿伤是他自己以前造成的，怪不得我。

法医为难了。到底是新伤还是旧伤？去照一下片吧！

医生看了片，说：“他以前的确伤过。”乙面露喜色。“但这次又有新的骨折！”甲眼泪直流：“旧伤刚愈又添新伤，我为什么那么惨？”乙不得不低下了羞愧的头。

第二个例子：妇科医生怀疑一位女士有子宫结核。因为这种病多由肺结核而来，所以医生就反复询问她有无肺结核病史，但患者却坚决否认。

到放射科一透视，就发现了情况：患者的右侧肺尖部有陈旧的结核病灶。倒不是患者说假话，而是因为当时病情较轻，耐受性又比较好，所以没有多少症状，她的确没有感觉到。

影像学的图像是客观的，能真实地表明事实的存在。那么，是不是影像就可以代替问诊了呢？

明确地讲，绝对不可以。您千万不要走极端。

诚然，影像学的指标是很客观的，但如何去解释又属于主观的内容。如果您的水平不高，明明有典型的影像学表现，您却视而不见；明明用某一种检查方法可以很清楚地显示那一种病变，但由于您选用的方法不对而没有发现。这样一来，您如何能真实地表明事实的存在？

相反，问诊虽然是我们主观的东西，但只要您问得科学，问得恰当，不去“诱供”，得到的资料多数还是非常符合客观事实的。更重要的是，许许多多的问诊内容是影像无法显示的。

影像学上有很多“异病同影”、“同病异影”的现象。就是说，不同的疾病可能有相同或相似的影像表现，同一种疾病却可能出现多种不同的影像。如何鉴别呢？这时，我们就应该努力寻找其他证据，问诊就是一个很好的捷径。如果我们抛开了问诊，或者是错误地使用问诊，这些影像将会诱使我们犯错误。

讲了这么多，到底说明了什么问题呢？

可以这么说：虽然影像学能够证实或者能够修改某些问诊的内容，但它永远无法取代整个的问诊。反过来说，您的问诊水平再高，您也未必能够获得足够准确的诊断信息，影像检查永远是您应该考虑选择的项目。影像和问诊可以起到相互印证的互补作用，可以共同为正确的诊断服务。

6　影像有助于切诊

切诊包括脉诊和按诊，通常主要是指脉诊，即通过摸脉了解特定部位的血管搏动，分析其部位深浅、频率快慢、波幅强弱、节律是否整齐以及它们的有机结合，从而了解病变的有无、深浅、阴阳等状态，它是中医诊察疾病的重要手段。

中医脉诊一直是一个难点，因为这全凭个人的感觉和悟性。医生们对同一个患者、同一个时段内的脉诊分析很可能会存在比较大的出入。

如果您学过脉诊，就可能深有体会：老中医把几根手指往患者的手腕上一搭，就对患者的病情了然于胸了；而您在感叹“老中医真神”的同时，也感觉到那几十种脉象错综复杂、无法把握，对要在短期内熟练掌握它们，几乎是毫无信心的。

要想成为一个经验丰富的中医师，没有几十年的功力也是难以做到的，很久以来就有“中医师是越老越红”这样的说法。我想，这个说法就与医生需要经过几十年的不断揣摩、探索方能在脉诊方面得心应手有一定的关系。

那么，影像学能否帮您一个忙，让您走走捷径呢？

我想应该可以，影像学检查在切诊方面能够有所贡献。据我所知，最适宜进行脉诊分析的检查技术当属超声医学。此外，血管造影、DSA、CT、MRI 以及核医学成像技术也可以通过研究血动力学而对脉诊起到一定的作用。

多年来，很多学者用超声多普勒血流动力学的理论及分析指标探索中医脉象的形成机理，观察分析各种脉象的变化，找出相应的特征，为脉诊的标准化、客观化做了大量开拓性的工作。

早在 1984 年，日本学者藤田六郎就用超声脉诊仪进行了六部位定位脉诊客观化的研究。我国学者也从 20 世纪 80 年代开始，先后采用连续波超声多普勒技术分别对确定的弦脉、滑脉、平脉等脉象进行了检测分析，研究血流波形与脉象之间的关系；还对冠心病心气虚患者的寸口脉进行了超声多普勒血流图的观测，观测指标有：射血期及舒张期的最大血流速度、平均血流速度、连续血流速度和血管阻抗指数等。结果发现不同病种心气虚证的寸口脉的上述指标有共同的特性，提示上述指标可作为心气虚、心阴虚、心脉痹阻三证的鉴别诊断方法之一。

20 世纪 90 年代以后，随着彩色多普勒超声诊断仪在中医临床中的广泛应用，更多的医务工作者应用此类仪器对正常人、不同证型高血压、先天性心脏病患者等的不同脉象及心功能进行了检测和研究。这类研究的观察指标众多，有桡动脉血管内径、最大血流速度、平均速度、加速度、血流速度积分、血流量、阻力指数、脉动指数、心率、心输出量、左室射血时间、主动脉血流平均加速度、左室后壁舒张期厚度、左室后壁收缩速率、左室后壁舒张速率等。研究提示彩色多普勒所检出的脉搏形态，与中医脉诊的描述基本相符。研究结果同时也提示：心脏功能、血流动力学及周围血管阻力的不同变化是形成不同脉象的基础。还有学者采用彩色多普勒血流成像技术通过测量桡动脉的三维运动，以期能系统地研究血管运动规律及其与脉诊位、数、形、势的关系。这些研究工作对于提示血管活动的个性化，阐明中医脉象的形成机理均有重要意义。

可以预期，通过对脉诊影像学的进一步研究分析，并与专家切诊的的典型脉象进行大量的比对研究和统计学处理，将有可能建立起一系列相关的医学影像学数据库系统。可以借助于高性能计算机进行模—数、数—模转换，实现计算机辅助诊断；也可以研制出先进的配套机电设备，将典型脉象进行还原，制成崭新的教具，这将有助于学生快速准确地领会、掌握各种典型脉象。

让我们共同努力，期待着在不久的将来，我们能用影像学在脉诊方面的客观化标准取代主观臆断，将中医“难学难会”的历史远远地抛在后面。

7 针灸影像有潜力

针灸是我国的国粹，几千年来为中华人民的健康发挥了巨大的作用。同时，针灸也为中医走向世界作出了积极的贡献。

我们都知道，支撑针灸理论的是传统的经络、穴位学说，然而，以现代的解剖学研究方法来观察人体，却始终无法解开经络、穴位之谜。

难道说，针灸理论是我们的先祖凭空杜撰出来的骗人把戏？当然不是！

无数的事例可以说明，经络、穴位确实是客观存在的。针灸可以保健，针灸可以治病，针灸可以镇痛，针灸甚至还可以救命。

那么，有什么办法可以证明经络、穴位的存在呢？

值得欣慰的是，影像学的发展为针灸理论的研究提供了新的方法。因为，影像学已经从最初仅仅只能观察人体内部的解剖结构，发展到可以观察人体各个器官组织的生理功能，甚至发展到能够观察到人体分子水平的代谢状况。

尽管迄今为止，影像学对于针灸理论的研究尚处于比较粗浅的阶段，但从现有的研究报道来看，影像学在针灸领域中的应用也已表现出巨大的潜力。例如，用红外热像诊断技术（参见本书“影像发展篇”）来研究经络、穴位，就是一个比较好的方法。

众所周知，人体总是会经常性地向外散发着热量。这种热量的散发，在人体的不同部位、不同的时间、不同的生理病理状态下，也是各不相同的。已有实验证明，通过用红外热像诊断仪的精细测量，能够发现人体散发热量有规律性的变化。这些规律性的变化，既然是人体生理代谢的反映，当然也就是我们进行经络、穴位研究可资利用的素材。

已有学者利用红外热像诊断系统，观察到经络的运行轨迹，也看到了温度升高或降低的大小不同的片状或点状穴位。当穴位、经络受到刺激后，有温度升高者，亦有温度下降者。甚至还有的学者观察到，在针灸或气功治疗后，患者感觉到有一股热气循经运行时，在红外荧屏上也能看到一团团云雾状的气体在运行。

因此，通过分析人体的红外热像图，将能够诊断人体的脏腑功能、阴阳平衡、寒热虚实状态。通过对治疗前后红外热像图的变化作出比较，可以反映出治疗的成效。通过对大量红外热像图的研究，不但有可能证实传统的针灸理论，甚至也可能修正一些传统理论中存在的差错和谬误。

事实上，当人体的代谢功能发生变化时，不单会有红外辐射的变化，同样也会产生生物电的变化、生物磁场的变化以及核素代谢方面的变化。因此，从红外热像技术对针灸理论的研究出发，我们也能看到，随着影像学对显示人体生物电、生物磁场以及核素代谢变化水平的提高，影像学对于针灸理论的研究也将可能变得更加简便、更加有效。

推而广之，当代谢功能的变化到了一定的阶段，势必要导致形态结构的改变，而影像学对于形态结构的显示更是具有突出的优势。因此，我们有理由相信，针灸影像有巨大的潜力，值得深入研究和探讨。

8　明辨影像好推拿

推拿按摩是中医的一个重要组成部分，是中华传统文化的又一个瑰宝。随着生活水平的提高、生活节奏的加快，很多人出现了颈背痛、腰腿痛的状况。推拿按摩的确能够减轻他们的痛苦、舒缓他们紧绷的神经。于是很多人接受了医疗推拿，更多的人迷上了保健按摩。

但是，有这么一些具有悲剧性的小故事，让我写下了上面这样一个题目。

一个小伙子，不慎从几米高的脚手架上跌了下来。小伙子身强力壮，经得起摔打，除了有一点小擦伤之外，像没事一般，拍了拍身上的泥土，也不用其他人护送就自己回家去了。但回家以后，他觉得脖子似乎没那么灵便了，又有一些酸痛，就想找人治一治。

刚好，他的邻居是一位乡村医生，会推拿。他们平常关系那么好，互相帮助理所应当。于是，这位芳邻自告奋勇来为他治病。这位仁兄经过专业培训，手法不错，力道很老到。一下、两下，小伙子感到有点舒服，三下、四下……小伙子却瘫软了下去，再也无法站起来了。

为什么会这样呢？

因为，当时的外伤已经使小伙子的颈椎骨折，只不过没有发生明显的移位而已。经过推拿之后，原本相对稳定的骨折片出现移位，像锋利的剪刀一样将他的脊髓神经切断了！此后，小伙子只有眼睛、嘴巴会动，身体其他的部位都无法动弹，长期瘫在床上，最后诱发了严重的细菌感染，医治无效，早早地离开了人世！

还有一位老太太，独自在家上厕所时，滑了一下，跌到地上。还好，坐在地上休息一会儿之后，老太太撑扶着墙壁，自己又站起来了。此后，她觉得屁股和大腿有点疼痛，走起路来不太方便。儿女们想起，自己平常觉得腰酸背痛时，作作按摩后就会舒服很多。于是，他们陪她到平时常去的按摩场所试试，看看是不是会好一些。按摩女很热情，也很卖力，只听到老太太尖叫了一声，她的腿已经抬不起来了！

原来呀，老太太骨头的脆性大，跌倒后引起了常见的股骨颈骨折，而且是稳定型的骨折。经过按摩女卖力的“松骨”之后，原本嵌插固定的断端分离，只好去医院作急诊手术。由于骨折错位伤及血管，以后又出现了股骨头坏死，老太太双腿的“灵便”

一去不复返了。

因此，我想告诉大家：

如果您最近受过类似这样的外伤，觉得疼痛不适，想去享受推拿按摩所带来的舒适，那么，在接受推拿按摩之前，我劝您一定要进行影像学检查。照一张X光片，花费不多，作用可不小。

如果您是推拿按摩的从业人员，可不要不分青红皂白，随随便便地就使上了劲。起码，您也得简单地问一问人家的病史、外伤史。需要的话，该照片的还得劝人家照一张片，了解您想施力的部位的影像。

您要想到：有外伤史的，会不会有骨折？有没有关节脱位？没有外伤史的，他这种疼痛是由什么原因引起的？有没有比较严重的骨关节疾病的存在？

只有您心里有了数，不盲目行动，您手上的功夫才不至于祸及无辜，才能真正造福于人。

9　中医介入治癌瘤

迄今为止，对于恶性肿瘤尽管已有不少的诊治手段，有些癌症的疗效和预后还很不错，但总体说来，癌症还是危害人们生命的凶恶杀手，以至于人们仍然“谈癌色变”。

近年来，介入疗法在恶性肿瘤治疗中已经得到了广泛的应用，取得了良好的疗效，被国内外公认为恶性肿瘤最有效的姑息疗法。但人们发现，有一部分患者在进行介入治疗后，肿瘤是有明显的消退，但体质也每况愈下，生存期并没有得到延长。

为什么呢？因为介入治疗与化疗、放疗一样，也是以杀灭肿瘤细胞为主要目的。正如战争难免会伤及无辜、城门失火殃及池鱼一样，在杀灭肿瘤细胞的同时，还是难免有正常的组织细胞“陪葬”。

说到这里，我们有必要审视一下：治病的目的是什么？

癌瘤不见了，人也不行了，这恐怕不是我们的初衷。如何进一步提高治疗效果、改善患者的生存质量、延长生存时间才是我们的目的。

我们该从哪里寻找出路？答案是：可以结合中医理论的优势。

中医认为肿瘤是正气亏虚，邪毒内侵凝聚而成的。因此，肿瘤患者本身存在着“正虚”和“邪实”两个方面。早期以邪实为主，中晚期的患者还存在明显的正虚。

介入治疗本身是一种“祛邪”的手段，这当然是必要的。但如果一味攻伐则会进一步损伤患者的正气，加重正虚，使患者的生存质量下降。因此，在“祛邪”的同时，注意“扶正”也同样是十分必要的。

那么，如何来平衡扶正、祛邪这一对矛盾呢？

在进行介入治疗之前，可以应用中医辨证，选用适宜的中药进行调补，改善患者的健康状况，扶持正气，为下一步的祛邪作好准备。这些准备工作，有助于增强介入治疗的效果，提高机体免疫力，减轻介入治疗的副作用。

介入治疗中，应考虑改变单纯采用大剂量西药化疗药的方式。可以直接选用有抗癌作用的中药进行瘤体内注射或化疗灌注，既可抑制肿瘤增殖，又可起到促进免疫活性物质生成等多方面的作用。

有研究表明，应用榄香烯、复方丹参注射液等中药制剂，联合抗癌西药进行肝动脉灌注治疗肝癌，治疗效果优于单纯西药灌注，而且副作用明显减轻。采用皮下导管药盒系统的介入方式，更为长期规律性地灌注中药提供了有利条件，如用中药吗特灵、康莱特等经药盒治疗中晚期肝癌，均有较好的疗效。

临床研究还表明，使用中药栓塞剂如白芨粉、莪术油、羟喜树碱微球等，部分或完全代替西药进行动脉栓塞治疗，在提高疗效、改善机体功能方面有较大的优势。

介入治疗后，仍须结合中医辨证，加强扶正措施，及时处理介入后的毒副作用，培植正气，为下一个阶段的治疗作准备。研究证明，针刺足三里、中脘、内关等穴位，可有效地减轻或消除胃肠道反应；应用参麦注射液对介入后的胃肠功能障碍以及骨髓抑制均有明显的预防和治疗作用。

俗话说，欲速则不达。中医介入能从整体的高度，审时度势，以相对温和的方式协调治病与保命的关系。调动自身与药物双方的力量同癌瘤作相对持久的较量，才有可能最终消灭癌瘤。

退一步讲，留得青山在，不怕没柴烧。长期带瘤生存，比将生命与癌瘤一起抛弃的后果要好得多。

10　中医影像，前景光明

对于中医与影像学的关系，近年来不断有学者进行有益的探索和讨论，虽然至今仍未形成一套完整、系统的理论，但已经显示出一些可喜的迹象。

一方面，影像学在中医药学体系中的定位，从最初的排斥到最终的接纳。我认为，将影像学的成果看成是人类社会的共同财富，看成是联结中西医的桥梁和纽带，应该是一种比较贴近真实、有利于学术发展的最佳定位。

另一方面，越来越多的中医药学领域的研究人员，自觉地运用影像学方法，来研究中医药的基础理论、诊治原则和方法，进行临床疗效观察和实验研究。

前几节中，我提到过：中医学诊察疾病的利器“望、闻、问、切”在影像学的帮助下，可以更加锋利；治疗疾病的有效中药在影像技术的导向下，也可以更加所向披靡。那么，影像学还能够为中医药学作些什么贡献呢？

有一个热点和焦点问题是，影像学能否证实中医“证”的本质？

众所周知，辨证论治是中医理论的核心之一。同一疾病，有不同的中医证型，而对不同的证型则必须予以不同的治疗方药。那么，中医的证型在影像学上有何表现？影像学表现能否为辨证分型提供有效的依据？证型的不同在解剖结构和代谢功能上有什么不同的物质基础？这些不同适宜用哪种影像学方法予以显现？

中医的传统经穴理论是另一个焦点问题。例如：如何用影像学方法证实和寻找经络和腧穴的本质、结构和定位？经络的气血运行规律能否得到显示？针灸对于经、穴的作用机制如何？

此外，在中药新药开发、临床疗效评价以及实验研究中，对影像学也提出了一些要求解答的问题。如影像学能够提供哪些客观性的观测指标？如何选用这些客观指标？这些指标的作用、意义如何？如此等等。有些问题已经有了一些初步的答案，有些问题的答案似乎已经若隐若现，有些问题正在进行研究，而有的问题目前似乎还未找到有效的解决途径。

近年来，功能影像与中医“治未病”理论的结合思考又引起了越来越广泛的关注，有关“中西医结合影像学”的研究在中国中西医结合学会医学影像专业委员会的组织下已经取得了一些可喜的成效。

可以预期，影像学将为中国传统医学宝库的丰富和发展建立不朽的功绩。中医影像，前景光明！

影像发展篇

影像园地真肥沃，奇花异卉逐日多

1　喜看老树开新花

随着科学技术的迅速发展，越来越多的影像学检查手段得到广泛的应用，传统的 X 线诊断学领域是否会逐渐萎缩呢？

也许您还见过这种情况：一位外伤患者鲜血淋漓、痛苦异常地被送来进行 X 光照片。由于患者难以很好配合，技术员手忙脚乱，选择的曝光条件又不太好，故照片质量很差。医生无法诊断，只得让患者在边抢救的情况下再来重照。能不能想办法不让患者增加这些痛苦呢？

随着 CR 和 DR 的应用，这些担忧将随之烟消云散。

那么，什么是 CR？DR 又是什么呢？

我们以往所进行的 X 线摄片，是将 X 线直接投射到 X 光胶片上，然后，在暗室内经过显影和定影处理，人体的结构影像才能于 X 光胶片上显示。这里面有一个问题，一旦摄片的条件稍有不妥，或者在暗室处理时稍有不慎，将极易影响到影像的显示，甚至于出现废片。而且，胶片上的影像特性是无法改变的。出现了废片后，只有将患者找回来，重新照过。

既然其他影像检查手段都能借助计算机技术，传统的 X 线成像技术又怎会不能呢？

CR 是将计算机技术与传统的 X 线成像技术相结合的产物。其方法是：用影像板取代 X 光胶片作为记录载体，用常规 X 光照片方式投照后也能形成潜影。影像板上的潜影无须经过显影、定影处理，而是用激光扫描系统进行精确而均匀的扫描，将激发潜影所产生的荧光读取，转换为电信号，经过放大处理后，再转换为一幅数字化的影像。这个过程是在计算机的控制下完成的，故称为计算机 X 线成像（Computed Radiography，简称 CR）。

比 CR 更先进的 X 线摄影方法是数字化 X 线成像（Digital

Radiography，简称DR）。DR省略了影像板摄影以及激光扫描环节，其图像采集系统是平板探测器。X线通过人体后，经过光电转换和倍增放大后，能直接转换为数字化的影像，影像的数字化非常快捷。

由于CR、DR图像也像CT一样，是数字化的图像，可以用专门的图像处理系统，通过灰阶、窗位、减影及局部放大等技术处理手段，在一定的范围内任意地改变其影像特性，使我们最感兴趣的内容在电脑显示器上得到最清晰的显示。即使摄影条件不太妥当，计算机也会“多多包涵”，显示出比较满意的影像。

CR和DR的数字化影像都可用磁盘或光盘长期保存，占用空间小，还可方便地进行复制及网络传输。此外，CR的影像板和DR的探测器不像传统X光照片那样只能用一次，而是可以成千上万次反复使用。

如果您想带上胶片找外地某知名专家会诊，或者还是觉得看胶片上的影像比较顺眼，怎么办呢？别着急！CR或DR配备有激光照相机，甚至还可与其他设备（包括CR、DR、CT、MRI等）共享激光照相机，把需要的图像随时转换为光学影像记录到激光胶片上。更为人性化的是，您可以根据实际需要，将多个图像打印在同一张激光胶片上，也可以根据需要，打印出不同大小的影像。

2 DSA是什么东西

如今，已有相当多的人听说过DSA，接触过“介入”的人更不会觉得陌生。那么，何谓DSA呢？

所谓DSA，中文全称是数字减影血管造影，用英文表示则是Digital Subtraction Angiography。

血管造影，为什么要减影？为什么要用数字减影？

我们知道，X 线平片是不能看到血管显影的。只有当血管内充盈了对比剂，也就是说在血管造影之后，我们才能看到血管影像。但是，由于有骨骼及软组织阴影的重叠，血管在一般的造影片中的显影并不满意。

为了消除骨骼和软组织对血管的重叠阴影，人们最初是采用光学减影法。即先将血管造影之前所照的平片转为负片，再将血管造影片与同部位的负片重合，重新曝光，原有的骨骼和软组织结构就会正负相抵而减掉，血管就能显得更为清晰。这就是减影法血管造影。

然而，这种光学减影法既烦琐，又不可靠，图像质量让人很不满意。自从有了数字化 X 线成像之后，可以利用计算机来处理数字化影像信息，无须多次曝光，就能消除骨骼和软组织阴影，得到清晰的血管影像。世界上的第一张 DSA 图像于 1977 年产生，目前，DSA 技术的应用已非常普遍。

那么，DSA 是如何进行的呢?

通常，我们先设定摄片参数（如速率为每秒多少帧等），在高压注射器向血管内快速注射对比剂的过程中，机器同时连续采集影像。一般将对比剂尚未到达血管，即血管内不含对比剂的第一帧图像作为“蒙片”，以后的各帧图像分别与蒙片相减。骨骼、软组织的影像在蒙片及其以后的各帧图像中都相同，因而均被完全减掉而不显示，而血管的影像则因对比剂因素而凸显示出来，非常清楚。

与光学减影法不同的是，DSA 无须用到 X 光胶片，它采用的只是各帧图像的“数字矩阵”。在一番“数字游戏”之后，再通过数—模转换，在显示器上就能显示减影以后的血管影像。在计算机系统的帮助之下，这种减影过程非常快速，能达到实时显示，非常方便、快捷，没有信息的丧失，其图像与光学减影法相比有了质的飞跃。

对比剂在血管内随着时间的推移，顺次充盈血管的主干及其各级分支，在一连串的减影图像上，这些充盈的过程也如录像般得以呈现。因此，DSA 不但能够反映出血管大小、形态和走行方面的信息，同时也能从中得到血液流动，组织血流灌注，有无异常早显、迟显等相关信息，更有利于病变的显示和定性的诊断。

新近出现的三维实时旋转 DSA 等技术的开发，还能将多条血管间的重叠因素消除，多方向观察各级血管，使观察更加清晰明了。

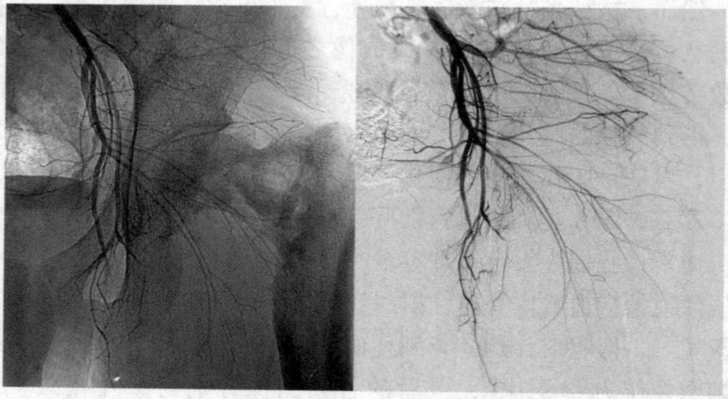

图1　左为血管造影，右为 DSA 图像，背景减去后血管特别清晰

3　CT 成像随人意

一般说来，CT 只能进行横断面的扫描，得到的图像是一幅幅从上下方向看的横切面影像。这是 CT 不及 MR 的一个方面。

单一方向的观察，自然无法避免诊断中的片面性。当我们需要观看其他方向（如矢状位、冠状位等）的 CT 图像时，就必须将原始的扫描数据进行多平面重组。然而，历史的经验告诉我们，这种重组的图像一般都很模糊，其质量难以令人满意。

CT 能否克服这种缺点，实现像 MR 那样的任意方向成像呢？

当然，由于设计的原理不同，CT 尚不能做到像 MR 那样进行任意方向的扫描，但是，经过努力，从不同的角度着手，并非不能实现任意方向的成像。

首先，我们要找一找重组图像不清晰的原因。

我们知道，CT 图像上的每一个像素都是人体内一个体素的反映。由于扫描层厚的关系，在不同的扫描状态下，这个体素的长、宽以及高度是不相同的，这就是所谓的“各向异性”。例如，当 CT 图像的像素是 1mm × 1mm，而扫描层厚是 10mm 时，它所代表的体素就是长和宽各为 1mm、高度为 10mm 的高柱状。

由于 CT 机扫描速度的限制，为了保证在较短的时间内，通过一次屏气采集足够大范围的影像数据，扫描的层厚难以做到很薄，因此，CT 图像所代表的体素一般都会存在各向异性，其高度往往都会远大于长和宽。

这样一来，进行其他方向和层面的图像重组时，就会出现数据的不均衡，图像的质量自然无法令人满意。其次，由于扫描速度的限制，人体器官的运动亦会对扫描的信息产生影响，造成图像重组数据的不真实。

那么，我们要是能够做到“各向同性”，能够使扫描速度足够快，以此消除人体器官运动的影响，不就可以改善图像质量了吗？

随着现代科技的进步，高性能的多层螺旋 CT 机的问世，扫描的速度与传统的 CT 机相比已不可同日而语。由于扫描速度大大提高，显著地减少了人体内脏运动所造成的假象（移动性伪影）。特别是其能够做到“容积扫描”，采集的是体积数据，在扫描的过程中没有严格意义上的扫描层厚概念，没有层与层之间的信息盲区，在图像重组的过程中，要做到“各向同性”就容易多了，这使得多平面重建图像的质量大为提高。

因此，如今您要是看到一幅幅图像清晰、细腻的矢状位、冠状位或其他任意方向的人体器官断层影像，您可千万不要再主观地断言那肯定不是CT图像了。

4 图像融合新技术

熟悉电脑图片创作或电影动画特技的人，对图像融合技术肯定不会陌生。在影像学领域，应用图像融合技术为疾病诊断的服务也逐渐增多。

影像学发展至今，检测手段越来越多，但其所得到的图像信息不外乎分为以下两类：即解剖结构影像（CT、MRI等）和功能性影像（SPECT、PET等）。

总的说来，功能性影像对脏器的结构细节分辨力较差，但它所提供的功能代谢信息是解剖结构影像所不能替代的；解剖结构影像则以较高的分辨力提供了脏器的解剖形态信息，但却难以反映脏器的功能状况。虽然随着技术的进步，各种影像检查不断地强化了各自的优点，改进了不足，影像质量有了很大的提高，但是，由于成像原理不同所造成的影像信息局限性依然存在。

那么，有没有一种取长补短的办法呢?

图像融合技术就是这样一种新的影像处理方法，其总的原则就是利用对照标志物进行图像匹配，将两类影像信息进行互补，从而精确地显示出各个组织器官的解剖结构和局部生理、生化变化。

影像学中的图像融合大致有以下几个步骤：特征提取，设计误差评估，对图像数据进行预处理和几何变换，将变换后的图像数据进行对位和综合显示，最后综合分析融合数据。

特征提取可以是人体内部的解剖结构特征，如颅骨、脊柱、胸骨、肋骨、关节、脾、肝、肾等；也可以是为进行融合处理而特制在两幅图像上的均可见的体表标记物，如进行脑图像融合采用的头罩、牙环，胸部、腹部图像融合采用的背带，四肢图像融合采用的支架等。

误差评估方法常用的有基于相似度的误差评估方法和基于距离的误差评估方法。

图像的预处理和几何变换包括对图像进行重新分层、尺度变换、平移、旋转等，以确保两种图像在空间分辨率和空间方位上大体接近。

对位技术是图像融合的关键和难点，其目的是将处理好的图像以误差最小的原则进行准确对位。根据不同的情况可以采用外部特征点配准、图像分割配准和像素特征配准。

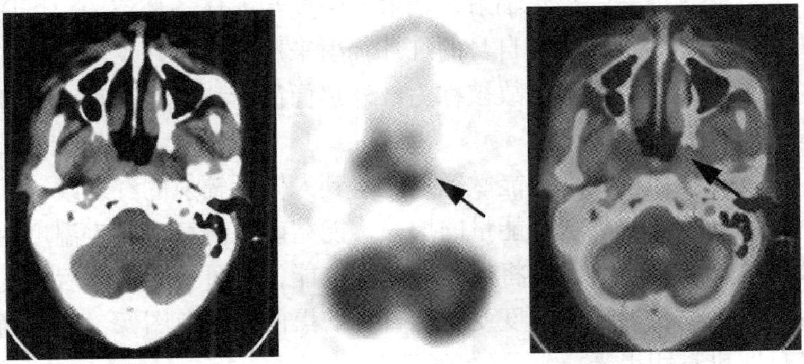

图 2　左为 CT，中为 PET，右为融合图像，提示鼻咽部高代谢病灶

融合后的图像数据将进行综合显示并作定量分析。融合图像的显示往往以一个图像为基准，用灰度图像显示，另一个图像叠加在基准图像上，用彩色色阶显示。融合图像最常用的是断层显示法，即将融合的三维数据以横断面、冠状面和矢状面的断层图像同步地显示。其次也可用三维显示法，即将融合的三维数据以三维图像的形式显示，能更加直观地显示病灶，在外科手术设计和放疗计划制订中有重要的意义。

图像融合技术可选用多种影像数据源，如 CT 与 SPECT、CT 与 PET、PET 与 MRI 等，将脑磁图与 MRI 结合起来的脑磁源成像技术也是一种图像融合技术。

5 红外热像诊断法

您知道吗？当人体温度高于环境温度时，将自然地向外辐射出一种看不见的电磁波，这既不是 X 线，也不是 γ 射线，而是红外线。

军事上，根据红外辐射原理已经研制出夜视设备。医学上，也能利用这个原理为疾病的诊断服务。

红外辐射是一种热辐射，辐射的强度与人体各部位的温度密切相关。利用人体组织自身的红外辐射来形成影像，反映的是各组织器官的温度信息，故被称为红外热像诊断法，也简称为热像或热图。

红外热像诊断系统能敏锐地观察到人体所辐射的红外线，根据检测到的皮肤热辐射能量的增减，能精确地测算出体表温度的细微变化。同时，又能将热能转变为电能，经过放大处理后，在显示屏上反映出皮肤温度变化的直观的黑白或彩色图像，还可通过打印机打印出来。

现代医学研究表明：正常人体的温度分布具有一定的稳定性和对称性，所谓的正常热图，即是指人体组织双侧温差小于 0.2℃，血管影像清晰、双侧对称。如果人体温度分布出现异常的改变，即预示着病变的存在，因为疾病可以破坏局部组织的热平衡，改变受累部位的体表热型，这就为诊断某些疾病提供了客观的依据。

具体说来，代谢旺盛、血液循环丰富的疾病都可出现较高温的热图，如炎症局部的温度比周围正常组织增高0.5℃～0.7℃；溃疡温度增高0.7℃～1.0℃；癌变温度增高常在1.0℃以上。而代谢低下、局部缺血的病变如血管栓塞、积液等则表现为明显的低温热图，常比正常温度低0.2℃以上。

由于红外热像诊断法是非接触性测温，所以，不会改变人体的任何状态，更不会像X线或核医学检查那样对人体造成射线危害，可以说是最安全的影像检查方法。现代的红外热像诊断系统具有测量数据准确、测温快、操作简单、可重复性好等优点，适用范围很广。特别是在判断乳腺癌手术后的预后上有较高的价值，对于肺癌的预后判断亦有重要意义，对于血栓性静脉炎、血管狭窄以及各种因素引起的血液循环障碍，热像图诊断都有一定的意义。

由于红外辐射与周围环境的温度、湿度、气压、通风状况及观测的时间等因素密切相关，所以，应该注意去除这些因素对人体的影响，以提高诊断的准确性。

6　您需不需要补钙

近年来，补钙的广告满天飞。看了那么多广告，在您的脑海里一定会出现一个问题：明星们一个个闹着要补钙，我是不是也需要补补钙了？

您别说，该重视补钙、需要补钙的人还真不少。

长期以来，人们都以为：人的年纪大了，骨头脆性也大了，弯腰驼背、跌跤后容易骨折都是正常的生理现象。但现代医学却认为：这些现象也是一种病态，是一种完全可以得到治疗和控制的疾病——骨质疏松症所造成的。

根据流行病学的研究资料显示，骨质疏松症比癌症和心脑血管疾病的危害性更大，因为骨质疏松症是潜在于全人类、潜在于人的一生中各个年龄段的“隐形杀手”。一根貌似完整的木头，在您不经意间，可能已经被白蚁蛀得百孔千疮，轻轻一碰即可发生断裂。而许许多多的骨质疏松症患者，也在不知不觉的状态下，骨质中的钙逐渐流失，骨的脆性逐渐增加，等他们意识到骨质疏松症时，往往是骨折已经发生了。这就是骨质疏松症被称为“隐形杀手”的原因。

据公布的数据显示，我国目前骨质疏松患者已超过 8 000 万，随着人口老龄化，骨质疏松症患者的数量逐年上升，且发生率也逐年呈上升趋势，预计到 2050 年将达 2 亿 1 千万人。危害之大，的确触目惊心。

那么，什么人最容易患骨质疏松症呢？

（1）老年人。随着医学水平的提高以及营养状况的改善，人们的平均寿命逐渐延长，我国也已逐渐进入了人口老龄化社会。老年人最容易患的一种全身性骨骼疾病，就是骨质疏松症。随着老年人群的增大，患骨质疏松症的人数也将越来越多。

（2）绝经后的妇女。据有关的统计资料显示：全世界绝经后的妇女有近 30% 的人患有骨质疏松症，女性患骨质疏松而致骨折的危险性是男性的 3 倍。

（3）患各类内分泌性疾病的患者。患严重肾脏和消化道疾病的患者，经常使用激素治疗的患者，外伤或手术后长期卧床的患者，长期吸烟、饮酒者，这些人群患骨质疏松症的比例也较高。

话又说回来了，如何知道该不该补钙呢？

这就需要进行骨密度测定。定期进行全身骨密度测定是目前早期诊断骨质疏松症最重要、最准确、最直接也是最有价值的检查方法。

骨密度测定有多种方法，如单光子吸收测定法、双光子吸收测定法、双能 X 线吸收测定法和定量 CT 等，其中定量 CT 最为准确。此外，定量超声亦可用于普通筛查，其费用低、便携且无电离辐射，但准确性略差。

7　内窥镜种类繁多

在本书前面的章节中，我们讲过多种多样的影像学检查，它们都能延伸我们的视觉，显示人体内部的结构形态乃至功能状态。

但不管怎么说，这些或粗糙或精细、或平面或立体的影像，离我们通常的观察习惯总还有一定的距离，让人总觉得不及由我们的眼睛借助自然光亲自察看一番，来得那么直观和满意。

我们知道，在人体内部，存在着许许多多的管道系统和自然腔隙。如果能在不切开它们的情况下，通过可见光直接观察到其内部情况，那该多好呀！

现在，要实现这个目标一点都不难，那就是借助于内窥镜（简称为内镜）。

由于内镜检查采用的是普通的可见光，所以，对于内镜检查是否属于影像学检查范围，存在着不同的看法，很多时候人们并不把它当成影像学家族的正式成员。但由于出现了内镜与其他影像检查手段相互融合的趋势，同时，因为内镜也是有关光和影的医学检查，不少人也将其归入影像学的范畴。所以我想，不妨也将其作一粗略的介绍。

应用内镜检查，就好比我们长了一条长长的触角，触角上面又长了眼睛，我们因此能够将眼睛伸进人体内部去进行观察。

内镜检查技术发展迅速，形成种类繁多的一大门类。它还可与其他影像检查技术相融合，因而其适应范围越来越广。

根据其显像和功能原理，我们可以将内镜分为：机械光学内镜、纤维内镜、电子内镜、放大内镜、超声内镜以及内镜磁共振等。

应用于不同部位或脏器的内窥镜也有一些不同的特点，以适应不同的检查需要。因此，内镜也常根据其检查部位和脏器来命名，如上消化道内镜（即通常所称的胃镜）、十二指肠镜、小肠镜、大肠镜、乙状结肠镜、胆道镜、腹腔镜、宫腔镜、阴道镜、鼻咽镜、关节镜、膀胱镜等。

人体内的管道和腔隙内部本身是黑暗无光的。内镜深入后，要靠卤素灯或氙灯之类的冷光源产生可见光，由光导纤维导入腔内作照明用，腔内的影像再由光导纤维导出，即可从观察镜中看到或通过图像记录显示系统反映在显示屏上，亦可将其照相、录像和打印，以供诊断和治疗参考，还可作为资料存档，或作为教学、科研和学术交流之用。

为了更进一步确定诊断，内镜往往还配备有活检钳、细胞刷、冲洗管和功能检查仪等，以取得组织细胞进行病理学检查，或进行黏膜血流量、黏膜电位、腔内压力、pH值等功能测定。

通过十二指肠镜，向胆道和胰管内插管并注入对比剂后进行X线检查，这就是所谓的逆行胰胆管造影（ERCP），对诊断胰胆管的阻塞性病变有非常重要的价值。

除了诊断目的之外，通过内镜还可进行治疗性的操作，称之为内镜介入治疗或微创外科治疗。

能够通过内镜进行的治疗项目还真不少！

如可用高频电发生器施行内镜下息肉摘除、黏膜切除、组织切开、凝固止血等治疗；用热活检钳摘除小型无蒂息肉；用切开刀实施十二指肠乳头切开；内镜下向组织内注射硬化剂、血管收缩剂等用于治疗消化道出血，向癌肿内注射化疗药物用于姑息性局部化疗；金属止血夹用于血管破裂出血时的紧急止血；使用抓捕器去除异物或结石；使用扩张器治疗食管、幽门和胆道狭窄治疗等。

随着技术的进步和经验的不断丰富，越来越多的外科操作能够在内镜下施行“钥匙孔”式的手术，避免了传统开放式手术所造成的巨大创伤。

8　今日欢呼孙大圣

我们知道齐天大圣孙悟空本领高强，除了有能洞察妖魔的“火眼金睛”外，还能缩小身形钻进别人的肚子里。在过火焰山时，铁扇公主不肯相助，孙大圣就施展了这个手段，让铁扇公主不得不乖乖地交出芭蕉扇。

从这个角度出发，没有人会愿意让孙大圣钻进肚子里，弄得自己翻江倒海。

但是，等我讲完下面一段话，您就会鼓掌欢迎孙大圣的到来了。

影像学发展到现在，似乎已是无所不能了，但有一个部位却好像仍然是“死角”，检查起来挺让人为难——这个部位就是小肠。

小肠是人体内营养吸收的关键部位，它在我们的肚子里蜿蜒盘旋、长达5米，还不停地蠕动。CT、MR、PET等新技术对它的显示至今仍令人不满意，B超检查更是无计可施，就连吞钡检查也因为重重叠叠而难以展现。所以，当怀疑小肠有病变时，就够医生们费神了！

怎么办呢？

我们把“孙大圣”收归门下，派他钻进肚子里去侦察！

“孙大圣”名叫无线胶囊内窥镜，简称胶囊内镜。它一般由三个部分构成：头部是光学区，由微型摄像机和发光二极管等组成；中部是供电区，内置氧化银电池；尾部是信号发射区，内置有发射器和发射天线。这些结构由一层防水、耐腐蚀的外壳包裹着，外形跟一粒感冒胶囊差不多。

“孙大圣”没有手脚，在肚子里不会拳打脚踢。当您把它整个地吞下去以后，它就会随着肠道的蠕动向前移动。在经过小肠的过程中，胶囊内镜会真实地将小肠内表面的影像拍摄下来，并以每秒两幅的频率将所拍摄到的影像，及时地传播到紧贴于您肚皮上的记录仪里，总计将形成几万幅图像以及相关的定位信息。最后，胶囊内镜随着粪便离开肠道，记录仪中的信息则由医生输入工作站内进行分析处理，得出诊断结论。

胶囊内镜身形细小，外表光滑，不干预肠道的任何活动，仅仅作一回“观光客”。因此，利用它来检查小肠完全无毒、无创、非常安全。在检查的过程中，患者无任何不适，除了要戴上记录仪外，患者的日常生活可以照常进行。多好呀！

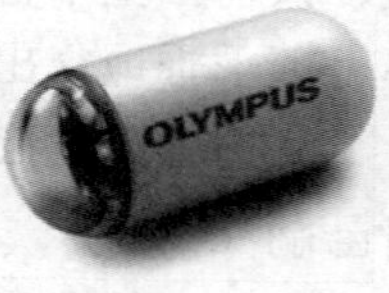

图3　无线胶囊内镜

9　仿真影像学

说到仿真，大家一定不会觉得陌生。

所谓仿真，也可以称为虚拟，是利用现代高性能计算机模拟出来的假想现实，是科学技术发展到一定阶段的神奇产物。在当今世界，仿真技术的应用可以说是方兴未艾，其应用领域已经涉及军工、民用的多个方面。

影像学是医学门类中最活跃的学科之一，自然会最早地将先进的仿真技术成果融入其中。仿真技术在影像学领域中的应用，催生了仿真影像学的诞生，开创了影像学发展的新阶段。

那么，仿真技术在影像学领域中有何应用呢？

可以说，本书前面所谈及的三维 CT、三维 MRI、三维超声显像、旋转 DSA 等内容都应该归属于仿真影像学的范畴，然而，仿真影像学的核心内容当属仿真内镜成像。

关于内镜，前面已经作了简要的介绍。内镜的应用使我们有机会真真切切地看到人体内部的情况，但不管怎么说，无论是怎样纤细的内镜，在插入体内、进行检查的过程中，都会在一定程度上造成患者的痛苦，对于某些患者来说，可能还根本无法接受。

能否在不插入内镜的情况下，看到体内的影像呢？这个要求，就是仿真内镜成像技术发展的动力所在。

在“电算体层篇”中，我提到过应用CT扫描来实现仿真内镜成像的内容。然而，除了可以应用CT的扫描数据作为仿真内镜成像的影像源之外，我们也同样可以采用MRI的扫描数据，或者采用三维超声的扫描数据作为影像源，来实现仿真内镜成像。

仿真内镜成像的应用范围很广，如可应用于呼吸道、胃肠道、泌尿道各段的显示。血管虚拟内窥镜更是能耐不小，不但可以显示主动脉及其主要大分支的管腔狭窄、阻塞、粥样斑块和血栓，而且可以显示到3～5级的小分支；不但可以显示小至3毫米的颅内动脉瘤，而且可以显示夹层动脉瘤的真、假腔，内膜瓣及破裂口。这是传统的内窥镜检查所无法想象的。

除了仿真内镜成像之外，仿真影像学的另一个重要应用是为外科手术提供虚拟现实服务。尽量减少手术的创伤，提高手术的可靠性和安全性，是外科手术发展的目标。仿真影像学为达到这一目标创造了条件。

虚拟现实的数据源来自MRI、CT、PET、SPECT及其他的影像设备，由高性能的计算机工作站模拟出非常逼真的三维图像界面，形成多模式影像。外科医生能够利用这些影像对人体解剖结构进行术前的模拟观察，形成逼真的模拟环境，从而可以在术前对各种手术方案进行模拟演练，以帮助确定最佳的手术方案。

迄今为止，虚拟现实技术在神经外科、矫形外科、胸外科、腹部外科等各个领域都有了一定的应用。对于一些特殊的手术如连体双胎分离术等，也能利用虚拟现实技术实现术前的规划，使手术的风险降到最低。

10 脑电地形图

您知道吗？人体组织细胞的生理活动都伴随着电的变化，这就是广泛存在的生物电。其中，大脑、心脏和肌肉的电生理变化比较明显。因此，我们可以通过测量脑电图、心电图和肌电图来分析其是否正常。

将多个测量电极放置在头皮上的特定部位，记录脑细胞的自发生物电活动，这就是人们常常听说的脑电图检查。它能比较客观地反映大脑的生理和病理电活动，在颅内疾病特别是癫痫的诊断和研究中得到广泛应用。更准确的方法是在开颅手术时将测量电极直接放置在硬脑膜外或脑皮层上，记录“皮层脑电图”，或将电极置入脑的深部结构，记录“深部脑电图”。

然而，无论是前述的哪种脑电图，都是一些线条图。那些一条条或高或低的波浪状线条如同天书一样，一般人是无法辨认的。

随着电子计算机技术的迅速发展，脑电地形图这一新的检查方法出现了！

脑电地形图也称为脑波等电位图，是应用电子计算机来分析脑内生物电变化的一种新的诊断技术，是一种安全、无创的检查方法。它通过计算机的处理，将大量复杂而不规则的脑生物电转换成一种能反映脑内各部分功能变化的定位的图像形式，将脑内生物电的变化醒目而直观地显示出来，为颅内疾病的诊断、大脑功能定量分析研究提供了一种全新的手段。

大家已经熟知的 CT 和 MRI 检查主要侧重于反映组织器官的形态学变化，而形态学变化往往都是发生在功能性变化之后的。当组织器官只有功能上的变化而尚未出现形态上的改变时，在 CT 或 MRI 上将不能显影，而脑电地形图则有可能显示出异常，从而为脑部病变的早期诊断、早期治疗以及预后的判断带来了新希望。

脑电地形图检查的适应证与普通脑电图检查基本一致，目前主要适用于：原发性癫痫、颅内肿瘤、脑血管病、脑部感染性疾病、脑外伤尤其是脑震荡、老年性痴呆以及精神分裂症等。

随着计算机软硬件技术的进步，脑电地形图也出现了多种使用方法，如原始谱脑电地形图、标准谱脑电地形图、显著性概率地形图等；不但有二维平面式的脑电地形图，也有三维可连续旋转观察的脑电地形图；此外，还可提供不同年龄组正常人群的正常脑电地形图以供对照，等等。

总之，这些新的进展为脑部疾病的诊断起到了十分有益的作用。

11　脑磁也能成像

众所周知，电流和磁场存在着非常紧密的关系，形影不离，你中有我，我中有你。对于人体内的生物电流如神经元、心脏和肌纤维中的电流来说，也存在这种关系——生物电流也会形成生物磁场。

既然生物电可用来作为影像诊断的检测手段，那么生物磁场是否也能用于同样的目的呢?

答案是肯定的。

通过对人体内生物磁场的测量，能从另一个侧面提供新的人体生理学信息。这是生物磁场用于医学成像的基础。脑磁图是生物磁场用于影像诊断的第一个例子。

研究表明，脑磁图不但可以像脑电图一样对脑的生理活动做实时和直接的测量，而且在穿透颅骨和头皮时的失真较小，空间分辨力较脑电图为高。将脑内神经磁场的空间分布作一详尽的分析，就可以对产生该磁场的神经元作出精确的空间定位。

然而，脑内的生物磁场非常微弱，即使是最强的神经磁信号，如癫痫发作的信号，也比地球的磁场小 8 个数量级。所以，要检测到如此微弱的神经磁信号，必须要有极灵敏的测量装置，同时要屏蔽掉强大的背景磁噪声。

为了提高灵敏度，现代的脑磁检测器一般采用铌线做感应线圈，并将其浸在超低温的液氦中（约 -258℃），使其成为超导态。这样，线圈中一个很小的磁通量变化即会在线圈中造成相当大的感应电流。

但是，光有高的灵敏度还远远不够。因为周围的磁场噪声远比人体内的生物磁场信号大，所以，必须采取有效的抗磁噪声的措施才能使生物磁场信号凸显出来。

首先，要用多层高磁导率的材料制作精密的磁屏蔽室，将周围的磁场噪声屏蔽掉，在屏蔽环境下进行检查。其次，还要在测量线路上采取适当的措施来进一步抑制周围的磁噪声信号。

与脑电地形图一样，脑磁图显示的也是脑的功能性改变。如果将脑磁图与 MRI 结合起来，就形成了脑磁源成像技术（Magnetic Source Imaging，MSI）。这是一种图像融合技术，它将 MRI 对解剖结构细节的精确显示优势与脑磁图对脑功能显示的优势结合在一起，能在同一幅图像上显示出整个脑的各种数据，包括解剖形态、病理影像以及功能改变信息，为诊断的确立和手术方案的制订提供了极大的方便。

12　功能性磁共振

看过本书的“磁共振篇”以后，我们对 MR 有了一些初步的认识：MR 是一种形态学影像检查方法，能够很好地反映全身各个组织器官的结构信息。

那么，MR 能否发挥更大的作用，将组织器官的功能信息也反映出来呢?

在这里，我很高兴地告诉大家：MR 技术发展到现在，已经能够实现上述的目的。

实现上述目的的方式主要有两个：其一是功能性磁共振成像(functional MRI，fMRI)，其二是磁共振波谱学（Magnetic Resonance Spectroscopy，MRS)。

大家知道，MR 信号与许多的参数有关。掌握了 MR 信号与各种参数的关系，就能够从中得出许许多多的信息。人们发现：人类的神经活动，伴随着区域性的脑血流、血体积以及血氧代谢等变化，而 MR 信号与这些因素也有关系，如血液中的氧合血红蛋白与脱氧血红蛋白的磁化率就存在着一些不同，而这些不同，无疑将可以反映相应的神经细胞活动的变化。这就是 fMRI 的基本原理。

fMRI 最大的优点是无损伤，不需要用到 X 线或放射性示踪剂等外源性介质，可以直接对人脑进行反复的非侵入性的观察和测量。通过改变多种实验条件，可以对许多生理和生物物理参数进行测量研究，获得十分丰富的实验数据，有利于对许多高级脑功能进行研究。

MRS 的原理是 MR 信号有化学位移。通俗一点地说，就是处于不同化合物分子中的相同的原子核，受其周围排列方式不同的电子层的影响，将出现不同的磁场强度和自旋频率。将这些细微的差别信息提取出来，就可以测量体内有关区域中各种化合物分子的谱值。结合定位信息，并转化为影像，就可以得到各种化合物的分布图像。

MRS 能研究生物体系中的多种重要元素，获得分子水平的信息，反映正常及病理代谢过程，包括脑功能活动引起的微小生理变化的细节。

为了更清晰地反映脑的功能，脑功能成像的图像一般都应采用伪彩色图，用不同的色彩来表示不同的激活程度；脑功能成像的伪彩色图也可与 MR 结构图进行融合，以提高脑功能定位的精度。

当然，由于人体组织的绝大部分是水，而感兴趣的代谢物含量，仅仅只有水的几万分之一，要想很好地显示它们就不那么容易，必须借助特别的设备和高新的技术。

例如，MRS 需要有大于 1.5T 的高磁场强度的仪器，需要有特殊的实验技术（水抑制、定域技术等）。正因为这些特殊的需要，所以，目前功能性磁共振技术的应用主要局限在对脑的某一些功能的研究，还未能普遍有效地用于全身疾病的诊断和治疗，但应用前景广阔。可以预期，今后功能性磁共振技术的应用领域应该会不断拓展，从而发挥出更大的作用。

也许，将来的某一天，通过功能性磁共振技术，您能根据 MR 信号的变化发出疑问：咦，这个人不是来看病吗？他干吗在想家？

13 放射治疗的应用

放射线能杀伤细胞，这已是常识问题了。正因为有这个问题，我们就需要在接触放射线时加强防护，但也就有人因此而对接受放射检查心存恐惧。

不知道您有没有想到，假如被放射线杀伤的细胞是危及人体生命健康的肿瘤细胞，坏事岂不就变成了好事？

我前面说过，放射线对细胞的杀伤力与放射线本身的质和量有关，也与人体不同的细胞成分有关。也就是说，人体内的细胞对放射线的敏感性是不同的。对于分裂周期越短、生长速度越快的细胞，放射线的杀伤力也就越大，这是我们要对敏感器官进行重点防护的依据。同样，恶性肿瘤由于其细胞分裂、繁殖迅速，对放射线的敏感性也比正常细胞高，这也是放射线能治疗恶性肿瘤的基础。

但是，各类恶性肿瘤由于在组织来源、分化程度、瘤床条件、全身情况等方面存在差异，对放射线的敏感程度也不一样，如来自内胚层的肿瘤对放射线的敏感性就大多不太高，单纯放疗效果不佳，而来自外胚层、病变局限的上皮癌，如鼻咽癌、宫颈癌、舌癌等则由于敏感性较高，可以作为放射治疗的合适对象。对于单纯放疗效果不佳的患者，可以通过配合全身化疗或在手术治疗的基础上合并应用放射治疗，来进一步改善疗效。

放射治疗的优势在于，对患者的全身情况要求不高，容易耐受，治疗时患者基本无感觉、无痛苦，能较好地保护治疗部位的器官功能，对早期病灶局限的病例可以达到根治，对晚期病例也能有效地解除患者的痛苦，改善患者的生活质量。因此，放射治疗在肿瘤治疗中的适用范围很广。

然而，如何做到在有效杀灭肿瘤的前提下，不致产生正常组织并发症，却是值得关注的问题，否则，放射治疗的缺点也是明显的。因此，在进行放射治疗之前，一定要做好放射计划，使射线照射集中在“靶区”，而尽量降低周围正常组织的照射剂量。

应用于放射治疗的射线可以是X线，也可以是放射性核素所产生的α射线、β射线和γ射线。

如果采用X线，一般来说，对浅表肿瘤的放射治疗可采用低能X线，而对于深部肿瘤，通常要采用高能X线的多向交叉照射，以分散靶区外正常组织的剂量，并以避开敏感组织为原则；如果肿瘤的体积较小且位置居中，还可考虑采用旋转治疗以进一步降低周围正常组织的剂量。

如果采用放射性核素，可以采用外照射的方式，也可引入体内进行内照射，还可以使用表面敷贴或腔内放射粒子植入等方式进行近距离治疗。

14 刀锋指处瘤消亡

外科学发展到今天，在人体的各个部位已没有手术刀的绝对禁区。对于锋利无比的柳叶形手术刀，大家已是司空见惯了。

然而，今天我要给大家介绍的是几把看不见、摸不着的“刀”。这几把刀，在传统的外科和手术室里是找不到的，它收藏在“立体定向放射外科”里。

立体定向放射外科与传统的外科截然不同。它没有刀光血影，有的只是放射线，实质上就是进行上一节所说的放射治疗。但立体定向放射外科与普通的放射治疗也有很大的区别，因为它不像普通放疗那样，利用不同组织对放射线的敏感性差异来达到治疗目的，而是将大剂量的放射线通过立体定向仪及准直器，一次或几次准确地集中于病灶，使之变性坏死。

射线集中照射的靶区，无论是否对射线敏感，无论是良性肿瘤、恶性肿瘤、血管畸形，还是功能性病变，均被毁损；同时，靶区周围的正常组织由于照射量锐减，几乎没有损伤。这样，射线毁损区与周围正常区就形成了一个清晰的边界，犹如被刀切割一般，故将这些治疗方法称之为“刀”。这些刀有多种，下面我就简单地说一说。

第一把是伽马刀。

顾名思义，伽马刀应用的射线是γ射线。伽马刀由钴60放射源、准直器、立体定向仪、计算机剂量计划及治疗床等部分构成，准直器又有内准直器和外准直器之分。

在进行伽马刀治疗之前，应先给患者安装立体定向仪，安装时尽量将病灶接近定向仪的中心；然后用CT、MR摄取放大的定位片，并在定位片上计算出病灶在X、Y、Z轴上的坐标值；之后要制订计算机剂量计划，按计划将患者头部置入外准直器的固定器上，开动治疗床，将外准直器与内准直器对准后，201个钴源即开始治疗。

伽马刀的适应证很宽，其中动静脉畸形是首选适应证，转移瘤是第二位适应证，各种良性肿瘤如听神经瘤、脑膜瘤、颅咽管瘤、三叉神经瘤、松果体瘤、脊索瘤、垂体瘤等，应用伽马刀治疗的有效率可达90%～96%。对于脑胶质瘤等恶性肿瘤，如果配合常规放疗，有效率可达75%～90%，其中小于3cm者可望达到根治。伽马刀在顽固性疼痛、三叉神经痛、帕金森氏病、强迫焦虑症等一些功能性疾病的治疗中已有较多病例的积累，疗效亦令人满意。对于原发性癫痫，经PET等检查找出放电源后，也能用伽马刀毁损放电传导通路，从而阻止癫痫发作。

除了头颅这一传统的治疗区域之外，1998年我国在世界上首创出“全身伽马刀”，把伽马刀的治疗范围从头部扩展到了全身。据现有的研究表明，全身伽马刀对肺癌、肝癌和胰腺癌的疗效较好。

第二把是X刀。

X刀所用的射线来自于直线加速器，并非来自普通的X光机。X刀主要由直线加速器机架、治疗床、准直器、立体定向仪等构成。其中直线加速器机架、治疗床可分别作水平与垂直旋转，使通过准直器的光子束集中于等中心区，恰好与立体定向仪内的病灶相重叠，从而使光子束达到毁坏病变组织的目的。

X 刀与伽马刀所采用的放射线不同，但聚焦原理及设计原理相同。与伽马刀相比，X 刀中的直线加速器和治疗床在旋转时有轻微偏动，从而使其精度略差。但 X 刀的放射副作用较小，可分次治疗，适用于治疗较大的病灶。有研究报告指出，X 刀对于直径大于 4cm 的胶质瘤、转移瘤、脑膜瘤、脊索瘤、动静脉畸形及鼻咽癌，因总放射量较小，又可分次进行，副作用甚小，疗效令人相当满意。

第三把是光子刀。

光子刀实际上相当于体部的 X 刀。在伽马刀、X 刀的启发下，科学家们探讨着将 X 刀的治疗原理应用于治疗体部的恶性肿瘤，从而使光子刀在 20 世纪 90 年代应运而生，并向适形调强的方向发展。

与 X 刀一样，光子刀所用的放射性光子束亦来自于直线加速器，其聚焦原理与 X 刀近似。为适应人体的形状，光子刀的定位架设计为长方形，患者平卧在定位架内，即可定出瘤灶的 X、Y、Z 轴的坐标值。

光子刀在体部方面的适应证为肺癌、肝癌、胰腺癌、肾上腺癌、肾癌、直肠癌、附件癌、膀胱癌及腹腔内肉瘤等。与常规放疗相比，光子刀具有适形调强的优势，疗效高而副作用反应小，尤其适用于无法手术切除的恶性肿瘤。

除了以上的三把刀之外，还有其他一些“刀”如超声聚焦刀等相继出现。由于这些技术尚处于发展过程中，本人对它们的认识也非常有限，在此就不一一介绍了。

15　影像信息满天飞

随着越来越多影像学检查方法的广泛应用，影像检查资料也逐日增多，特别是大量以胶片形式存在的影像资料在管理、贮存、共享等方面出现了越来越大的困难和矛盾。

而另一方面，随着数字成像技术、计算机技术和网络技术的飞速发展，也出现了能够解决这些困难和矛盾的新手段。这种新手段就是 PACS（Picture Archiving and Communication System），其全称为“医学影像存档与通信系统”。

PACS 是医学影像在获取、显示、贮存、传送和管理各个环节的全面解决方案，它主要分为医学图像获取、大容量数据存储、图像显示和处理、数据库管理、传输影像的局域或广域网络 5 个单元。

PACS 的硬件设备主要包括主机、接口设备、存储设备、网络设备和显示系统，软件系统的功能包括通信、数据库管理、存储管理、任务调度、错误处理和网络监控等。在现阶段，保证 PACS 成为全开放式系统的重要网络协议是 DICOM 3.0 标准。

为什么要应用 PACS 呢?

首先，在医学影像的获取过程中，直接从数字化成像设备如 CT、MRI、DR、ECT 等数字接口采集图像数据，全面进入无胶片时代，节约了胶片开支及其管理费用。

在贮存方面，PACS 采用大容量硬盘、磁带、光盘等贮存介质，通过数据库实施有效管理，从而使空间庞大的储片室失去必要性，大大地节约了存储空间，检索也更为方便。

更为重要的是，PACS 将所有的影像资料通过网络传播，各个临床、急诊科室能在需要的任何时候，随时调阅影像资料进行读片与诊断，既方便又快捷，极大地提高了工作效率，改变了影像科与其他科室的关系，也从根本上避免了胶片在借阅、传递过程中的损坏和丢失。

此外，PACS 实现了影像资料的真正共享，对开展复合影像诊断、多学科会诊、远程医疗和远程影像学教学活动等都有着实实在在的促进作用。它克服了时间和地域上的限制，使医护人员能为各类患者提供及时的诊断、治疗和护理，也使高水平教学医院的教学优势得到进一步的发挥。

PACS 所拥有的这些优势顺应了时代发展的需要，有利于提高医疗质量、缩短患者在医院的滞留时间，从而为医院和患者带来显著的经济效益和社会效益。

16 纳米影像诊疗学

影像学为什么发展迅速，为什么充满活力?

究其原因，我想是它的发展与现代科学技术的发展做到了同步。

的确，当最新的纳米技术出现以后，影像学就开始了与它的联姻。

纳米技术是 20 世纪 90 年代出现的一门新兴技术，它是指在 0.10 至 100 纳米（一纳米即十亿分之一米）的空间内，研究和应用电子、原子和分子的结构特征、运动规律及其相互作用的高新科技。

将纳米技术应用于医学领域，就形成了所谓的“纳米医学”。它对于医学在 21 世纪的发展，对于疾病的诊断和治疗都将具有重大的意义。

纳米医学在影像学领域中的应用，催生了“纳米影像诊疗学”。

据文献报道，一种新型的纳米影像学诊断工具“光学相干层析术（OCT）”已经于 1997 年 12 月由清华大学研制成功! OCT 的分辨率可达 1 个微米级，较 CT 和核磁共振的精密度高上千倍。有了如此准确的依据，人们“早诊断、早治疗，把疾病扼杀在萌芽状态”的良好愿望就有可能实现。

将纳米技术与介入技术相结合，可能是一个大有前途的应用领域。

例如，将极其细小的氧化铁纳米颗粒，在影像设备的引导下，注入患者的癌瘤里，然后将患者置于可变的磁场中。通电加热后，癌瘤里的氧化铁纳米颗粒将升温到45℃～47℃，足以杀死癌瘤细胞，而邻近的健康组织却丝毫不受影响。另外，将磁性纳米颗粒与药物结合，注入到人体内，在外磁场作用下，药物向病变部位集中，从而达到定向治疗的目的，将大大提高肿瘤的药物治疗效果。

将纳米材料制成的药物，通过介入插管的方式进行局部给药，可以防止血管成形术后的再狭窄和血栓形成。

将纳米机器人通过介入插管的方式引入胆道或尿道内，可以直接把结石击碎；引入到血管，能够从动脉壁上清除粥样沉积物，打碎血凝块，清除痛风结晶物等；引入肺部，可以清除肺泡表面的焦油颗粒及其他污染物等。

对用纳米材料制成的超微型内窥镜、分子机器人的研究也正在进行，它们可以深入到人体内的最小孔道甚至是细胞内进行精细的观察和治疗。

科学的发展是无止境的，影像学园地同样春光无限、生机盎然。在我构思、写作本书的过程中，有关影像学的知识、技术和方法日新月异，以至于我需要不断地修改和补充，但还难以保证不犯过时的错误。但有一点是可以肯定的，那就是：更多、更新、更好、更有效的影像诊疗手段还会不断地出现，影像学的发展势头不可阻挡。

附 录

怎样看片的方位

用过扫描仪的人可能比较清楚，报刊、书籍、信件、摄影图片等，都属于反射型稿件，即光线照射到图片或字迹上，再反射至检测器或我们的眼睛里，其正、反面还算比较容易区别。

绝大多数的影像学图片，如 X 光胶片、CT 片和 MRI 片等，与我们比较熟悉的照相底片一样，都是透射型的，即光线须从图片的一面透过图片直达我们的眼睛，需要对着光源（如观片灯、明亮的窗口）观看，而放在桌上、捧在手中是不能观看的。

对于透射型图片，正反两面的分辨比反射型图片可要困难得多，因为透射型图片，从反面看和从正面看一样地清楚。正因为这个原因，我们会不时发现照相馆将我们的某一张相片晒反了，将影像学图片放反的现象更是经常发生。

说到这里，我记起小时候听过的一个故事，大意是一位不识字的先生，羞于让别人知道他是文盲，装模作样地阅读信件，却不知自己把信件拿反了。当有人提醒他拿反时，他却说："我是拿给您看的。"

我相信，这位先生尽管反应敏捷，掩饰的功夫了得，但在说那句话时，脸上一定写满了尴尬，表情很不自然。

那么，当您面对一张更容易放反的影像学图片时，会不会担心出现同样的尴尬？您又将如何避免这种尴尬呢？

我告诉您一个非常简便的方法：注意观察图片上的标记。

比较正规的影像学图片特别是数字化的影像学图片，都标记有或多或少的文字信息，其中就包括有方位信息（通常会用英文字母L、R、A、P来分别表示左、右、前、后）。对于数字化的影像图片，您只要看清了打印在图片四周的其他任何字迹，做到不把字放反、放倒了，您就算不看方位信息，也能把图片放正确了。

但是，这里面还有两个问题。

第一，有的图片并没有打印上方位标记，尽管您没有把图片放反，但您却不一定知道图片的前、后、左、右方向。

第二，对于非数字化图片，特别是靠手工粘贴标记的X线胶片，很可能存在标记粘贴不规范的情况，当您放正字迹标记的时候，却反而有可能放反了图片。

如此说来，情况有点儿复杂。那我们该怎么办呢？

在这里，我告诉您一个小小的窍门。

观看X线胶片或CT、MRI等的冠状位片时，我们就设想患者正面对着我们站着，在我们左手边的正是患者的右侧，在我们右手边的是患者的左侧。在观看CT、MRI等的横断面片时，我们就设想患者正躺在检查床上，我们正站在他的脚（尾）端观察，他的右侧在我们的左边，左侧在我们的右边，上边代表他的腹侧（前），下面代表他的背侧（后）。

有了这些知识，我们就可以根据影像学图片上患者的组织器官来判断图片的正反与否了。例如，心脏靠左，肝脏在右，脊柱位于后方，胸骨位于前方，如此等等。

后记

本书草拟于2002年。当时，我有感于医学科普著作如雨后春笋，不断涌现，而影像学科普却几乎空白，出于普通民众甚至医务人员都不知如何选择影像检查项目的现状，有意做点工作。恰逢某出版社的中医药编辑部前来我校组稿，便初拟了本书的大纲，引起了关注并列入出版计划，还按“中医药特色的需要”而增加了“中医影像篇”。2003年春，书稿上交中医药编辑部后，却由于该出版社新建了科普编辑部而被转交；而科普编辑部认为书稿体例以改为答问方式为佳，我不敢苟同而自请退稿，一直雪藏，但把部分书稿发送给一些朋友指正，将个别章节上传至网络上以供交流。

今年，暨南大学出版社的林丽旋编辑偶然得到我曾写过影像学科普知识的信息，主动联系我，看过样稿，即同意推荐出版。但考虑到近年来影像学发展迅猛，原样出版无疑会有愧于读者，故重新审视全书，进行了必要的增删和修改，但沿用原定书名和架构，保持原有体例风格。

其实，“横看成岭侧成峰”，需要从多角度认识问题。本书试图以我的视角对影像学知识作一个全新的解读，权作影像学专著、教材和课堂答问的些微补充，希望能给各位读者带来一点有用的信息。当然，由于影像学发展迅速，而自己肯定有知识局限和认识偏差，书中错漏在所难免。敬请各位读者不吝指教。非常感谢！